Medizinische Informatik und Statistik

Herausgeber: K. Überla, P. L. Reichertz und N. Victor

67

Walter Lehmacher

Verlaufskurven und Crossover

Statistische Analyse von
Verlaufskurven im Zwei-Stichproben-Vergleich
und von Crossover-Versuchen

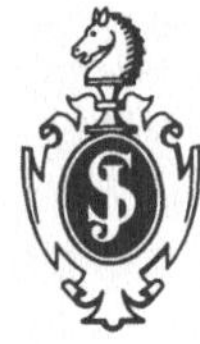

Springer-Verlag

Berlin Heidelberg New York London Paris Tokyo

Reihenherausgeber

K. Überla, P. L. Reichertz und N. Victor

Mitherausgeber

J. Anderson G. Goos F. Grëmy H.-J. Jesdinsky H.-J. Lange
B. Schneider G. Segmüller G. Wagner

Autor

Privatdozent Dr. Walter Lehmacher
Gesellschaft für Strahlen- und Umweltforschung München (GSF)
Institut für Medizinische Informatik und Systemforschung (Medis)
Ingolstädter Landstraße 1, 8042 Neuherberg

ISBN-13:978-3-540-18770-7   e-ISBN-13:978-3-642-83328-1
DOI: 10.1007/978-3-642-83328-1

CIP-Titelaufnahme der Deutschen Bibliothek
Lehmacher, Walter:
Zwei Stichproben von Verlaufskurven und Crossover-Versuche / Walter Lehmacher. –
Berlin ; Heidelberg ; New York ; Paris ; London ; Tokyo : Springer, 1987
    (Medizinische Informatik und Statistik ; 67)
    Zugl.: München, Univ., Habil.-Schr., 1986
    ISBN-13:978-3-540-18770-7

NE: GT

2145/3140-543210

VORWORT

Der vorliegende Band stellt die überarbeitete Fassung meiner Habilitationsschrift dar, welche der Medizinischen Fakultät der Universität
München im Juli 1986 vorgelegt wurde.

Mein Dank gilt allen Kollegen und Anwendern, von denen ich durch
Diskussionen methodischer Aspekte und inhaltlicher Fragestellungen
viele Anregungen bekommen habe. Zu großem Dank verpflichtet bin ich
Herrn Prof. Dr. Dr. G. A. Lienert (Universität Erlangen-Nürnberg) für
die Anregung zur Beschäftigung mit dieser Thematik, Herrn Prof. Dr.
G. Hommel (Universität Mainz) für wertvolle methodische Hinweise,
meinem Institutsleiter Herrn Prof. Dr. W. van Eimeren (Institut für
Medizinische Informatik und Systemforschung (Medis) der Gesellschaft
für Strahlen- und Umweltforschung (GSF)) für die großzügige Förderung
dieser Arbeit und insbesondere Herrn Prof. Dr. K. Überla (Institut für
Medizinische Informationsverarbeitung, Statistik und Biomathematik der
Universität München) für Anregungen und Diskussionen sowie insbesondere
für seine Bereitschaft zur Unterstützung und Förderung dieser Arbeit.
Weiter gilt mein Dank Frau M. Molette de Morangier für das sorgfältige
Schreiben des Manuskripts.

Walter Lehmacher   Neuherberg bei München, im Juli 1987

<u>Inhaltsverzeichnis</u>

1. EINLEITUNG UND PROBLEMSTELLUNG

Bei vielen medizinischen Studien ist das Verhalten eines Merkmals über
die Zeit von zentralem Interesse. Dazu werden pro Individuum <u>Verlaufs-
kurven</u>, d.h. zu aufeinanderfolgenden Zeitpunkten wiederholte Messungen
dieses Merkmals erhoben. Der <u>Vergleich zweier Stichproben von Verlaufs-
kurven</u> ermöglicht den Nachweis, daß zwei Behandlungen A und B unterschiedliche Zeit-Wirkungskurven verursachen. Er ist deshalb einer der
wichtigsten und am meisten angewandten Versuchspläne in allen Zweigen
der experimentellen Medizin.

Beim <u>Crossover-Plan</u> werden zwei Behandlungen A und B verglichen, indem
jedes Individuum beide Behandlungen hintereinander bekommt, wobei ein
Teil sie in der Reihenfolge AB und ein zweiter in der umgekehrten Reihenfolge BA erhält. Der Crossover kann eine außerordentlich effiziente
Alternative zum Zwei-Stichproben-Plan (Vergleich zweier Behandlungen
in zwei parallelen Gruppen) sein, da er die benötigte Probandenzahl
verringern bzw. die erreichbare Präzision verbessern kann. Da pro Individuum ebenfalls wiederholte Messungen erhoben werden und da durch die
beiden Behandlungsreihenfolgen auch zwei Stichproben vorliegen, hat
die Analyse von Crossover-Plänen viele Beziehungen zur Analyse zweier
Stichproben von Verlaufskurven.

Für die <u>Analyse zweier Stichproben von Verlaufskurven</u> steht inzwischen
ein breites Verfahrensspektrum zur Verfügung. In Abhängigkeit von der
medizinischen Fragestellung und den Skalen- und Verteilungseigenschaften der Daten lassen sich die Verfahren in folgende Klassen einteilen:
Univariate und multivariate Varianzanalyse, Vergleich orthogonaler
Kontraste oder sonstiger relevanter Kurvencharakteristika, Rangtest-
Verfahren, Klassifikationsverfahren sowie Verfahren für qualitative
Daten. Wegen der Relevanz der Thematik und der unterschiedlichen Me-
thodenklassen existiert eine Fülle an biostatistischer Literatur über
Verlaufskurvenanalyse. Folgende methodische Probleme bestehen aber
derzeit noch:

(1) Die meisten Publikationen beschreiben jeweils nur Teilaspekte und
spezielle Ansätze einer Methodenklasse. Es ist dem Anwender deshalb oft unklar, welche Gemeinsamkeiten und Verschiedenheiten die
Verfahren besitzen. Eine einheitliche Darstellung und vergleichende Diskussion der einzelnen Ansätze scheint noch zu fehlen.

(2) Während die parametrischen Verfahren ausgiebig untersucht sind,

existieren erst seit jüngerer Zeit nichtparametrische Ansätze. Hierzu werden noch einige vergleichende Untersuchungen und Weiterentwicklungen benötigt.

(3) Der Anwender benötigt einerseits multivariate Versionen der Verfahren zur Untersuchung, ob globale Unterschiede zwischen den Kurven bestehen, und andererseits simultane univariate Versionen zur Untersuchung, wann bzw. wie sich diese Unterschiede lokalisieren bzw. spezifizieren lassen. Bei einigen Verfahren fehlen noch multivariate oder univariate Versionen.

(4) Die gleichzeitige Anwendung der multivariaten und der simultanen univariaten Versionen führt zum Problem des mehrfachen Testens am gleichen Datenmaterial. Strategien zur Kombination der multivariaten und der univariaten Tests, die die Gesamtirrtumswahrscheinlichkeit einhalten oder die unter Anwendung neuerer Prinzipien des multiplen Testens möglichst effizient arbeiten, fehlen oft noch.

Bei der Auswertung von Crossover-Plänen hat sich die Methode durchgesetzt, die zur Analyse der Effekte pro Individuum bestimmte Kontraste bildet und diese mit bekannten Tests vergleicht; dafür gibt es parametrische und nichtparametrische Tests sowie Verfahren für binäre Daten (vgl. HILLS und ARMITAGE, 1979). Hierbei bestehen aber jetzt noch folgende Probleme, auf die insbesondere BROWN (1980) hingewiesen hat:

(5) Es ist unklar, wie der üblicherweise angewandte Beobachtungsdifferenzen-Test zu interpretieren ist, falls unterschiedliche Residual-(Überhangs- oder Nach-)Effekte nicht ausgeschlossen werden können.

(6) Die Methode von GRIZZLE (1965), durch einen Vortest auf Residual-Unterschied den adäquaten Tests auf Behandlungs-Unterschied auszuwählen, ist äußerst unbefriedigend, da sie häufig zu inferenzstatistisch unkorrekten Entscheidungen führt. Somit herrscht gegenwärtig eine Zurückhaltung vor der Planung und Analyse von Crossover-Versuchen, falls Residual-Unterschiede nicht a priori ausgeschlossen werden können.

(7) Wenn pro Behandlungs-Periode nicht nur eine Beobachtung, sondern eine Verlaufskurve mit T Zeitpunkten gemessen wird, bestehen noch einige offene Fragen: Einerseits existieren einige der Probleme, die oben für den Vergleich zweier Stichproben von Verlaufskurven

skizziert worden sind, andererseits ist hier genau wie beim einfachen Crossover unklar, wie eventuell vorhandene Residual-Unterschiede adäquat berücksichtigt werden können.

Der Gegenstand dieser Arbeit liegt in der Darstellung und Weiterentwicklung der oben genannten Ansätze für den Vergleich zweier Stichproben von Verlaufskurven und für die Analyse von Crossover-Plänen. Dabei soll versucht werden, für die skizzierten methodischen Probleme Lösungswege aufzuzeigen.

Ziel dieser Arbeit ist es,

- ausgehend von dem multivariaten Ansatz für die Analyse von zwei Stichproben von Verlaufskurven eine weitgehend <u>einheitliche und geschlossene Darstellung</u> der parametrischen und nicht-parametrischen Verfahren sowie der Verfahren für qualitative Daten zu erreichen,

- <u>nicht-parametrische Methoden</u> (Intra-Kurven-Rangverfahren und Klassifikationsverfahren) herzuleiten bzw. weiterzuentwickeln,

- zu jedem Verfahren <u>multivariate und simultane univariate Versionen</u> vorzustellen,

- <u>multiple Teststrategien</u> für alle vorgestellten Verfahren zu entwickeln, die multivariate Global-Tests und univariate Folge-Tests zu einfachen, aber relativ trennscharfen Prozeduren kombinieren,

- für den Versuchsplan des <u>Crossover</u> eine korrekte Interpretation des <u>Beobachtungsdifferenzen-Tests</u> anzugeben,

- eine inferenzstatistisch abgesicherte Analyse-Strategie unter Berücksichtigung von <u>Residual-Unterschieden</u> vorzuschlagen,

- für die Analyse von <u>Verlaufskurven im Crossover-Plan</u> einen multivariaten Ansatz zu entwickeln.

2. TYPISCHE MEDIZINISCHE BEISPIELE UND FRAGESTELLUNGEN

Zu den beiden in dieser Arbeit angesprochenen Themenkreisen werden
bekannte Beispiele aus der Literatur vorgestellt sowie einige medizinische Fragestellungen bei derartigen Studientypen angesprochen. In
Abschnitt 2.1 werden zwei unabhängige Stichproben von Verlaufskurven
mit T Zeitpunkten und in Abschnitt 2.2 werden Crossover-Versuche eingeführt. In Abschnitt 2.3 werden deskriptive Verfahren zur Darstellung
von Verlaufskurven aufgeführt.

2.1. Zwei Stichproben von Verlaufskurven

Vielen medizinischen Studien liegt folgende Fragestellung zugrunde:
Zwei Stichproben (Gruppen) von Individuen (z.B. Patienten oder Probanden) werden bzgl. eines Merkmals x an einigen aufeinanderfolgenden
Zeitpunkten beobachtet. Die beiden Gruppen werden zwei unterschiedlichen Behandlungen unterworfen (etwa einer neuen Behandlungsmethode A
und einer alten Behandlungsmethode B als Kontrolle). Es soll an Hand
der Beobachtungen entschieden werden, ob die Verlaufskurven, d.h. die
zeitlichen Verläufe der Reaktionswerte bzw. die Zeit-Wirkungskurven
des Merkmals x, aufgrund der beiden Behandlungsarten verschieden sind.

Die Bedeutung des Versuchsplans zweier unabhängiger Stichproben von
Verlaufskurven mit T Zeitpunkten liegt darin begründet, daß hierbei
einerseits das Verhalten einer Variablen x über die Zeit analysiert
wird und andererseits das in der empirischen Forschung grundlegende
Prinzip des Vergleichs berücksichtigt wird, wenn z.B. eine interessierende neue Behandlung in einer kontrollierten Studie mit einer Stan-
dard-Behandlung verglichen werden soll. Infolgedessen wird dieser
Versuchsplan in nahezu allen Teilgebieten der experimentellen Medizin
angewandt, von tierexperimentellen Grundlagenuntersuchungen bis hin zu
Therapie- und Präventions-Studien.

Beispiel nach KOLLER (1955) und ÜBERLA (1968):

Zur Einführung wird das von KOLLER (1955) beschriebene und von ÜBERLA
(1968) diskutierte Modellbeispiel gewählt. Verglichen werden als zwei
Behandlungsarten die Injektionen zweier verschiedener Giftlösungen. An
5 Versuchstieren wird die Behandlungsart 1 und an 5 weiteren Versuchstieren wird die Behandlungsart 2 angewandt. Die Aufteilung der 10 Ver-
suchstiere auf die beiden Gruppen erfolgt zufällig. Erhoben wird ein

physiologischer Meßwert wie etwa ein Wert über die Zusammensetzung des Blutes an 6 aufeinanderfolgenden Zeitpunkten z_t. Am ersten Zeitpunkt z_1 wird eine Vorbeobachtung (Ausgangslage, Vorwert) erhoben; nach dem ersten Zeitpunkt werden die beiden Behandlungen in Form einer einmaligen Injektion vorgenommen. An den folgenden 5 Zeitpunkten wird dann die Reaktion des Merkmals auf die beiden Behandlungsarten untersucht. Die Meßwerte sind in Tabelle 2.1 aufgelistet. Graphische Darstellungen der Einzelverläufe und der beiden Mittelwertsverläufe sind in den Abbildungen 2.1 und 2.2 gegeben. Statistische Auswertungen zu diesem Beispiel finden sich in Kapitel 3.

Tab. 2.1: Daten des Beispiels nach KOLLER (1955)

	Tier-Nr.	Zeitpunkte der Blutproben					
		1h	2h	3h	4h	5h	6h
1. Stichprobe	1	35	38	38	36	35	35
(Behandlungsart 1)	2	37	42	43	37	36	37
	3	40	45	42	41	39	40
	4	38	39	38	38	37	37
	5	36	41	41	37	35	36
2. Stichprobe	1	39	49	43	40	38	39
(Behandlungsart 2)	2	36	41	39	36	37	36
	3	36	44	39	36	35	36
	4	42	50	46	42	40	41
	5	40	47	44	40	38	38

Abb. 2.1: Einzelverläufe des Beispiels nach KOLLER

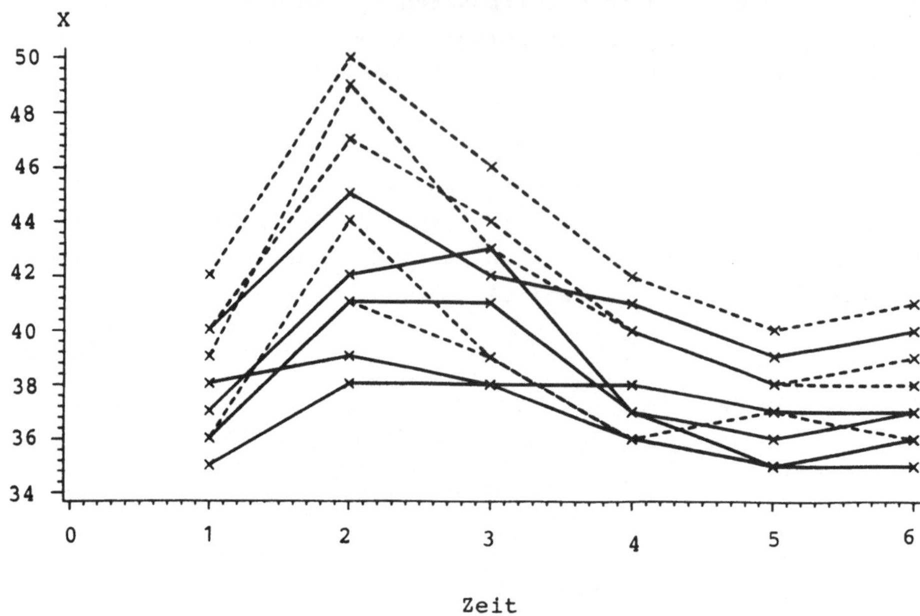

Abb. 2.2: Mittelwertsverläufe des Beispiels nach KOLLER

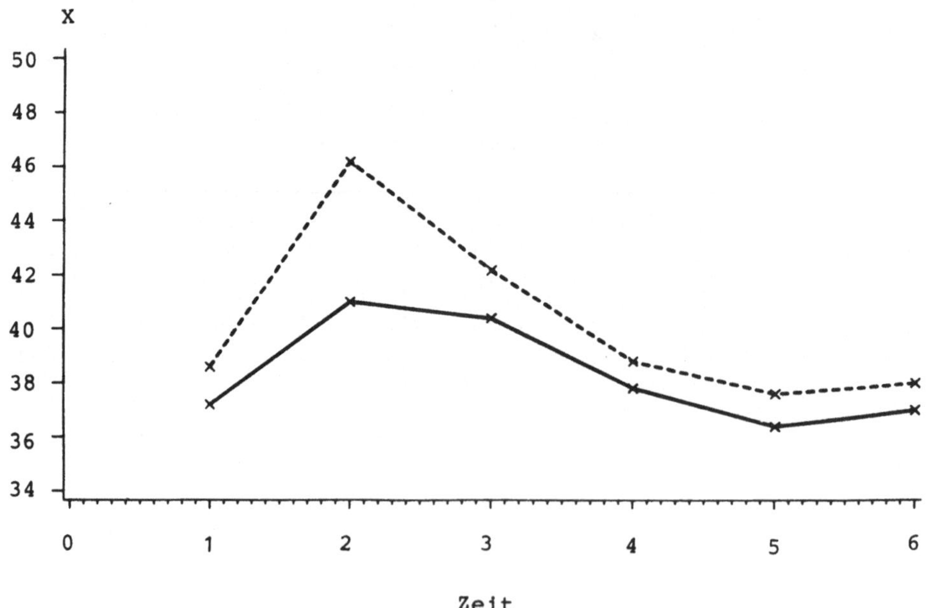

Fragestellungen

Bei der Analyse zweier Stichproben von Verlaufskurven interessieren
den Anwender im wesentlichen folgende Aspekte:

- Vergleich der Mittelwertsverläufe

Beim Vergleich der beiden Mittelwertsverläufe treten ähnliche Fragen
auf wie bei einer 2-faktoriellen Varianzanalyse, wobei hier die beiden Faktoren "Behandlung" mit 2 Stufen und "Zeit" mit T Stufen vorliegen:

. Sind die beiden Verläufe parallel, d.h. fehlen im Sinne der Varianzanalyse (Behandlungs x Zeit)-Wechselwirkungen?

. Sind die Niveaus (Durchschnitte pro Mittelwertsverlauf) der beiden
Verläufe identisch, d.h. fehlt ein Behandlungs-Effekt?

. Sind die beiden Mittelwertsverläufe identisch bzw. sind sie parallel und auf gleichem Niveau, d.h. fehlen Behandlungs- und Wechsel-
wirkungs-Effekte?

. Verläuft die Gesamtmittelwertskurve waagerecht, d.h. fehlen Zeit-
Effekte?

Wenn Vorwerte erhoben werden, ist die Untersuchung der Parallelität
besonders wichtig: Denn wegen der Zufallszuteilung der Individuen
auf die beiden Stichproben sind die Vorwerte bis auf Zufallsschwan-
kungen identisch, und jede Art von Unterschied in den Zeitverläufen
der folgenden Reaktionswerte muß sich in einer Nichtparallelität der
beiden Mittelwertsverläufe niederschlagen. Falls keine Vorwerte erhoben werden, ist die Untersuchung der Identität wichtig, da sie Parallelität und Niveau-Homogenität einschließt. Die Untersuchung der
Niveauunterschiede ist weniger wichtig, da sie zu pauschal ist und
den meisten Fragestellungen nicht gerecht wird. Die Untersuchung, ob
die Kurven waagerecht verlaufen, ist meist gänzlich ohne Interesse,
da Verlaufsuntersuchungen ja gerade dann durchgeführt werden, wenn
solche Zeit-Effekte vorliegen bzw. erwartet werden.

- Kurvencharakteristika

Der Vergleich der beiden Mittelwertsverläufe bezieht alle Rohdaten
in die Analyse ein. Oft ist es aber möglich, das Verlaufsgeschehen
durch eine oder einige wenige Kenngrößen zu charakterisieren. Solche

Kurvencharakteristika können sein etwa die Fläche unter Kurve, der
maximale Wert einer Kurve, der Zeitpunkt, an dem eine kritische Mar-
ke (etwa eine Normbereichsgrenze) erstmalig überschritten wird oder
Maße für Steigungen und Krümmungen. Es ist inhaltlich oft besonders
interessant, wenn solche medizinisch gut interpretierbaren Charakteristika gefunden werden, die zwischen den beiden Stichproben di-
skriminieren können. Der Vorschlag zu einer solchen Vorgehensweise
geht bereits auf WISHART (1938) zurück.

- <u>Verlaufstypen</u>

Oft lassen sich die Verlaufskurven in wenige Typen oder Klassen einteilen, z.B. in "ansteigende", "abfallende" und "sonstige" oder etwa
in "guter", "mäßiger", "geringer" und "kein Therapieerfolg". Dann
interessiert den Anwender, ob bzgl. dieser Klassifikationen Unterschiede zwischen den beiden Behandlungen vorliegen. Auch hierbei
wird, ähnlich wie bei den Kurvencharakteristika, versucht, die Ge-
samtdaten einer Kurve auf eine medizinisch sinnvolle Information zu
reduzieren. Aber die Analyse von Verlaufstypen kann noch aus einem
weiteren Grund wichtig sein: Bei Vorliegen von Mischpopulationen,
etwa wenn in einer Behandlungsgruppe teils steigende und teils fal-
lende Verläufe vorliegen und der entsprechende Mittelwertsverlauf
waagerecht ist und wenn in der Kontrollgruppe alle Verläufe und
somit auch dieser Mittelwertsverlauf waagerecht sind, versagen alle
Auswertungen, die auf Mittelwertsvergleichen basieren. Bei solchen
inhomogenen Populationen, die bei Verlaufskurven etwa durch eine
Mischung aus erwarteter und paradoxer Reaktionsweise hervorgerufen
werden können, sind Mittelwertsverläufe völlig uncharakteristisch;
hier kann dann die Analyse von Verlaufstypen über die sogenannten
Klassifikationsverfahren oft der einzig sinnvolle Weg sein.

- <u>Globale und lokale Unterschiede</u>

Zunächst interessiert die globale Frage, ob überhaupt Unterschiede
(etwa zwischen den Mittelwertsverläufen) bestehen. Wenn diese bejaht
wird, möchte der Anwender meist wissen, wie sich dieser Unterschied
lokalisieren läßt (z.B. an oder ab welchen Zeitpunkten Unterschiede
auftreten). Der für den Anwender selbstverständliche Wunsch nach der
Spezifikation oder Lokalisation globaler Unterschiede bedingt jedoch
das methodische Problem des mehrfachen Testens am gleichen Datenmaterial.

2.2. Crossover-Plan

Bei Crossover-Versuchen werden zwei Behandlungen A und B (z.B. Verum
gegen Placebo) verglichen, indem jeder Proband beide Behandlungen in
zwei aufeinanderfolgenden Perioden erhält. Ein Teil der Probanden bekommt die Behandlung in der Reihenfolge AB und ein anderer Teil in der
umgekehrten Reihenfolge BA.

Crossover-Versuche können nur dort angewendet werden, wo der Behandlungs-Effekt nicht dauerhaft ist, damit in der 2. Periode noch eine
zweite Behandlung sinnvoll ist. Typische Anwendungsgebiete sind deshalb Ernährungsstudien, Therapiestudien bei chronischen Erkrankungen
sowie Bioverfügbarkeitsstudien.

Da beim Crossover-Versuch an jedem Probanden beide Behandlungen durchgeführt werden, kann die interindividuelle Variabilität eliminiert
werden und die Effizienz gegenüber dem einfachen 2-Gruppen-Vergleich
kann erheblich gesteigert werden. Dadurch kann zum einen die Anzahl
der benötigten Probanden deutlich reduziert werden oder zum anderen
die Präzision der Versuchsergebnisse entsprechend verbessert werden.

Beim Basis-Crossover-Plan wird in jeder der beiden Behandlungsperioden
nur ein Meßwert erhoben. Werden pro Periode wiederholte Messungen zu T
aufeinanderfolgenden Zeitpunkten erhoben, so liegen Verlaufskurven im
Crossover-Plan vor.

<u>**Beispiel nach HILLS und ARMITAGE (1979):**</u>

Ein neues Medikament zur Behandlung der Enuresis wurde mit einem Placebo in einem Basis-Crossover-Plan verglichen. Als Behandlungswirkung
wurde die Anzahl der trockenen Nächte in einem Zeitraum von 14 Tagen
untersucht. Die Daten sind in Tabelle 2.2 aufgelistet. Graphische Darstellungen der Einzelverläufe und der beiden Mittelwertsverläufe sind
in den Abbildungen 2.3 und 2.4 gegeben. Die statistische Auswertung
dieses Beispiels findet sich in Unterabschnitt 4.1.6.

Tab. 2.2: Enuresis-Daten nach HILLS UND ARMITAGE (1979)

	Proband-Nr.	Periode 1	Periode 2
1. Stichprobe	1	8	5
(Verum-Placebo)	2	14	10
	3	8	0
	4	9	7
	5	11	6
	6	3	5
	7	6	0
	8	0	0
	9	13	12
	10	10	2
	11	7	5
	12	13	13
	13	8	10
	14	7	7
	15	9	0
	16	10	6
	17	2	2
2. Stichprobe	1	12	11
(Placebo-Verum)	2	6	8
	3	13	9
	4	8	8
	5	8	9
	6	4	8
	7	8	14
	8	2	4
	9	8	13
	10	9	7
	11	7	10
	12	7	6

Abb. 2.3: Einzelverläufe der Enuresis-Daten

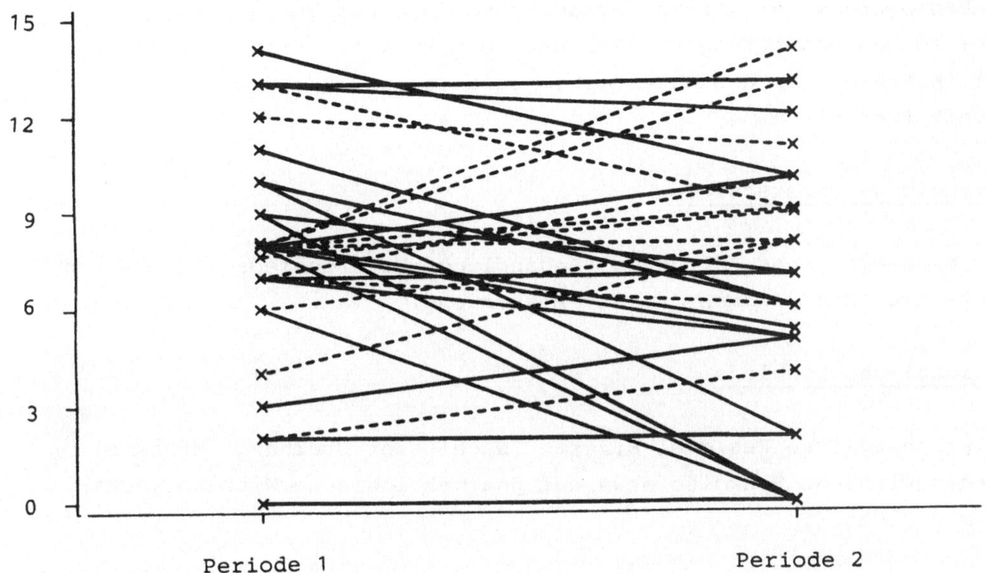

Abb. 2.4: Mittelwertsverläufe der Enuresis-Daten

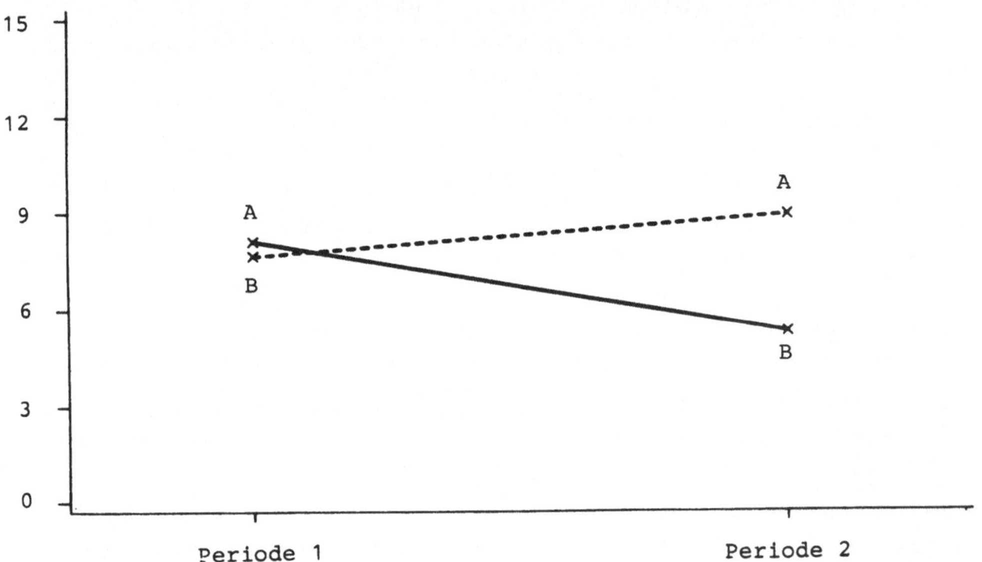

<u>Fragestellungen</u>

Beim Basis-Crossover (mit 2 Perioden und je einer Beobachtung pro Periode) können Behandlungs-, Residual- und Perioden-Effekte auftreten. Somit interessieren den Anwender im Zusammenhang mit Crossover-Studien folgende Fragen:

- <u>Behandlungs-Unterschiede</u>

  Der Nachweis eines (direkten) Behandlungs-Unterschieds ist das zentrale Ziel der meisten Crossover-Versuche.

- <u>Residual-Unterschiede</u>

  Unterschiedliche Residual-Effekte (Nach- oder Überhangs-Effekte) können wichtige Hinweise etwa auf pharmakologische Wirkungsmechanismen geben.

  Bei den meisten Studien interessiert den Anwender allerdings nicht direkt, ob ein Residual-Unterschied vorliegt. Weil aber ein eventuell vorhandener Residual-Unterschied die Analyse des eigentlich interessierenden Behandlungs-Unterschieds entscheidend beeinträchtigen kann, muß ein möglicher Residual-Unterschied dennoch sorgfältig beachtet werden. Die Vorteile des Crossovers sind unbestritten, wenn keine Residual-Unterschiede vorkommen; andernfalls herrscht Unklarheit über die adäquate Interpretation der Versuchsergebnisse.

- <u>Perioden-Unterschiede</u>

  Perioden-Unterschiede interessieren nur selten aus medizinischen Gründen; außerdem bereiten sie auch bei der Analyse der anderen Effekte keinerlei methodische Probleme.

- <u>Verlaufskurven im Crossover-Versuch</u>

  Genau wie beim 2-Gruppen-Vergleich genügt es bei vielen Fragestellungen nicht, ein Merkmal nur einmal (pro Behandlungs-Periode) zu messen, sondern es interessiert der Vergleich des Verhaltens über die Zeit unter den beiden Behandlungen, z.B. bei vergleichenden Bioverfügbarkeitsstudien. Dies führt dann zum Versuchsplan von Verlaufskurven im Crossover mit Messungen an T Zeitpunkten in jeder der beiden Perioden. Hierbei tritt dann die Fragestellung auf, ob sich für den gesamten Verlauf Behandlungs-Unterschiede nachweisen lassen. Dabei sind einerseits die Fragen von Interesse, wie sie beim Vergleich zweier Stichproben von Verlaufskurven bzgl. des Vergleichs der beiden Mittelwertsverläufe, des Aufdeckens globaler und lokaler Unterschiede sowie die Auswertung geeigneter Kurvencharakteristika angesprochen wurden; andererseits müssen auch hier wie beim Basis-Crossover eventuelle Residual-Unterschiede beachtet werden, da sie wieder die Analyse der vorrangig interessierenden Behandlungs-Unterschiede stören können.

2.3. Deskriptive Methoden

Eine umfassende Deskription ist die Basis einer jeden statistischen
Datenanalyse und Ergebnispräsentation. Den inferentiellen Methoden
wird in statistischen und medizinischen Publikationen wegen ihrer
größeren Komplexität mehr Beachtung als den deskriptiven Methoden ge-
schenkt, doch darf diese Gewichtung nicht über die tatsächliche Bedeutung der deskriptiven Verfahren hinwegtäuschen. Im Rahmen einer statistischen Datenanalyse ist es das vorrangige Ziel, mit deskriptiven
Verfahren medizinisch relevante Ergebnisse im vorliegenden Datenbe-
stand zu erkennen. Erst in einem zweiten Schritt werden dann die oft
recht aufwendigen inferentiellen Verfahren angewandt, um von der
Stichprobe auf die Grundgesamtheit schließen zu können bzw. um die ge-
nerelle Gültigkeit dieser deskriptiv gefundenen Resultate abzusichern.

Die bei der Analyse von Verlaufskurven und Crossover-Studien verwend-
baren deskriptiven Verfahren sind elementar; deshalb brauchen sie hier
nicht im einzelnen beschrieben werden. Damit aber in dieser Arbeit
nicht der Eindruck erweckt wird, Statistik bestehe nur aus Schätz- und
Testverfahren, sollen sie wenigstens kurz aufgezählt werden mit entsprechenden Hinweisen, welche der bisher vorgestellten Fragestellungen
sie beantworten können.

Graphische Darstellungen

Kaum ein Versuchsplan ermöglicht so informative graphische Darstellungen wie derjenige zweier Stichproben von Verlaufskurven. Viele der in
den vorigen Abschnitten aufgezeigten Fragestellungen lassen sich bereits visuell beantworten. Zu den graphischen Darstellungsmöglichkeiten
gehört die Aufzeichnung von:

- Einzel-Verläufen, wobei auf der Abszisse die T Zeitpunkte und auf
  der Ordinate die entsprechenden Meßwerte aufgetragen werden; die T
  Meßwerte einer Verlaufskurve werden durch einen Polygonzug (Profil)
  verbunden, und die beiden Stichproben werden durch verschiedene
  Stricharten unterschieden, vgl. Abb. 2.1. Wenn zu viele Einzelverläufe vorliegen, kann eine Zufallsauswahl angebracht sein. Wenn nur
  wenige diskrete Ausprägungen der Meßwerte existieren, und somit mehrere streckenweise identische Verlaufskurven resultieren, kann es
  ratsam sein, die Einzelkurven auf der Ordinate etwas versetzt darzustellen.

- entsprechenden <u>Mittelwertsverläufen</u>, wobei an den einzelnen Zeitpunkten die Streuungen (Standardabweichungen der Meßwerte) s oder die Standardabweichungen des Mittelwerts $s/\sqrt{n}$ angegeben werden können; vgl. Abb. 2.2. Dabei ist aber in der Legende stets zu erklären, ob die Streuungen oder die Standardabweichungen des Mittelwerts eingezeichnet sind. – Alternativ können auch Verläufe anderer Kenngrößen, etwa Median-Verläufe mit bestimmten Perzentilgrenzen, angegeben werden.

- <u>Box-Plots</u>, wo gleichzeitig die beobachteten Mittelwerte, Mediane, Streuungen, Quartile sowie maximaler und minimaler Wert simultan angegeben werden können; vgl. etwa DIETLEIN (1981).

- <u>Histogrammen</u> pro Zeitpunkt; bei diskreten Daten sind Histogramme meist die einzig sinnvollen Darstellungen.

Diese Darstellungen ermöglichen es oft schon, rein visuell sofort zu erkennen,

- ob Inhomogenitäten innerhalb der Gruppen existieren, die eine Analyse von Mittelwertsverläufen verbieten,

- ob bzw. welche relevanten Unterschiede zwischen den beiden Mittelwertsverläufen bestehen,

- ob bzw. welche Zeitpunkte zwischen den Gruppen diskrimieren,

- ob Kurvencharakteristika bestehen, die die Unterschiede zwischen den Gruppen einfach und medizinisch sinnvoll beschreiben,

- ob Klassen (Typen) von Verläufen existieren,

- ob Ausreißer vorliegen,

- ob Boden- oder Decken-Effekte vorliegen,

- welche Verteilungsformen an den einzelnen Zeitpunkten vorliegen.

Da bei Crossover-Studien ebenfalls zwei Stichproben von wiederholten Messungen anfallen, können deren Ergebnisse ebenfalls mit diesen Methoden graphisch dargestellt werden. Weitere spezielle Hinweise zur

graphischen Veranschaulichung der verschiedenen Effekte bei Crossover-
Plänen werden in Abschnitt 4.1.1. gegeben.

<u>Maßzahlen</u>

Es sind hierbei insbesondere die Maßzahlen zu berechnen, die pro Zeitpunkt und pro Stichprobe die eindimensionale Häufigkeitsverteilung der
Meßwerte beschreiben, wie etwa Lage- und Streuungsmaße. Neben dem Vergleich der Lageparameter sollte auch analysiert werden, ob sich die
Streuungsparameter über die Zeit ändern und ob sie zwischen den Gruppen identisch sind.

Neben diesen eindimensionalen Parametern interessieren noch alle
$T(T-1)/2$ Kovarianzen und Korrelationen; wenn Vorwerte erhoben wurden,
sind die Korrelation der $T-1$ Reaktionswerte und des Vorwert besonders
wichtig. Dabei interessiert, ob die Korrelationen identisch sind oder
sich etwa bei weiter auseinanderliegenden Zeitpunkten verringern.

Nur bei wenigen Studientypen ist es möglich, mit elementaren Methoden
die Ergebnisse derart anschaulich und informativ darzustellen. Die in-
tensive Auseinandersetzung bzgl. der oben skizzierten Fragestellungen
mit dem vorliegenden Datenmaterial mittels graphischer Methoden erlaubt meist tiefere Einsichten in medizinisch relevante Unterschiede
als es nur über die Berechnung komplexer Teststatistiken und den zuge-
hörigen P-Werten möglich ist. Deshalb soll dem Anwender dringendst
empfohlen werden, sich stets dieser Verfahren gründlich zu bedienen.

3. ZWEI STICHPROBEN VON VERLAUFSKURVEN MIT T ZEITPUNKTEN

Es werden zwei unabhängige Stichproben (Gruppen, Scharen) von Verlaufskurven mit den Stichprobenumfängen n_1 und n_2 zugrunde gelegt. Die
1. Stichprobe sei der Behandlung 1 und die 2. Stichprobe der Behandlung 2 unterworfen. Die Aufteilung der $N = n_1 + n_2$ Individuen (Probanden, Patienten) auf die beiden Gruppen erfolgt zufällig (randomisiert).
Dabei können n_1 und n_2 grundsätzlich verschieden voneinander sein; bei
der Versuchsplanung sollten aber möglichst identische Stichprobenumfänge angestrebt werden, um die Effizienz des Versuchs zu optimieren.
Alle N Verlaufskurven sollen jeweils T wiederholte Messungen eines
Merkmals x an Zeitpunkten $z_1, \ldots, z_t, \ldots, z_T$ (mit $z_1 < z_2 < \ldots < z_T$)
enthalten; diese T Zeitpunkte z_t müssen für alle N Verläufe identisch
bzw. medizinisch äquivalent sein.

Tab. 3.1: Schema der Beobachtungen im Versuchplan zweier unabhängiger
Stichproben von Verlaufskurven mit T Zeitpunkten

		Zeitpunkte				
Individuen	1	. .	t	. .	T
1. Stichprobe (Behandlung 1)	1	x_{111}	. .	x_{11t}	. .	x_{11T}
	.					
	.					
	i	x_{1i1}	. .	x_{1it}	. .	x_{1iT}
	.					
	.					
	n_1	x_{1n_11}	.	x_{1n_1t}	. .	x_{1n_1T}
2. Stichprobe (Behandlung 2)	1	x_{211}	. .	x_{21t}	. .	x_{21T}
	.					
	.					
	i	x_{2i1}	. .	x_{2it}	. .	x_{2iT}
	.					
	.					
	n_2	x_{2n_21}	. .	x_{2n_2t}	. .	x_{2n_2T}

x_{kit} sei dann die Beobachtung des i-ten <u>Individuums</u> aus der k-ten <u>Stichprobe</u> zum t-ten <u>Zeitpunkt</u>, k = 1,2 , i = 1,..., n_k , t = 1,..., T . Eine Verlaufskurve sei dann mit $\underline{x}_{ki} = (x_{ki1} , ..., x_{kit} , ..., x_{kiT})$ bezeichnet; in Tabelle 3.1 ist das Schema der Beobachtungen darge-stellt.

Zur Analyse dieses Versuchsplans zweier unabhängiger Stichproben von Verlaufskurven werden parametrische Methoden in Abschnitt (3.1), nichtparametrische Methoden in Abschnitt (3.2) sowie Methoden für qualitative Daten in Abschnitt (3.3) vorgestellt.

3.1. Parametrische Methoden

Wenn die Daten aus normal-verteilten Populationen stammen, können die "klassischen" parametrischen Methoden zur statistischen Analyse herangezogen werden. Der auf der univariaten Varianzanalyse basierende Ansatz wird in Unterabschnitt (3.1.1) und der auf der multivariaten Varianzanalyse basierende Ansatz wird in Unterabschnitt (3.1.2) beschrieben. Eine Zerlegung in orthogonale Trendkomponenten mit Hilfe der Methode der orthogonalen Polynome wird in Unterabschnitt (3.1.3) vorgestellt. Hinweise zur Auswahl geeigneter Kurvencharakteristika und deren Analyse werden dann in Unterabschnitt (3.1.4) gegeben.

3.1.1. Univariate Varianzanalyse

Für den Versuchplan zweier unabhängiger Stichproben von Verlaufskurven wird hierbei eine univariate 2-Weg-Varianzanalyse zugrunde gelegt.

Modell: Ursprünglich ging man von folgendem gemischten linearen oder Split-Plot-Modell (vgl. BOX, 1950) aus, bei dem die Individuen die "Plots", die Behandlung der "Whole-Plot"-Faktor und die Zeit der "Subplot"-Faktor sind:

$$x_{kit} = \mu + \alpha_k + \beta_t + (\alpha\beta)_{kt} + a_{ki} + e_{kit} , \qquad (3.1.1.1)$$

$$k = 1,2 , \; i = 1,\ldots, n_k , \; t = 1,\ldots, T ;$$

dabei sind

μ das allgemeine Mittel,

α_k die Behandlungs- (Gruppen-)Effekte,

β_t die Zeit-Effekte,

$(\alpha\beta)_{kt}$ die (Behandlungs x Zeit)-Wechselwirkungs-Effekte,

a_{ki} die zufälligen Effekte des i-ten Individuums aus der k-ten Stichprobe, wobei die $n_1 + n_2$ Effekte a_{ki} unabhängig identisch $N(0,\sigma_a^2)$-verteilt sind,

e_{kit} die zufälligen Reste, wobei die $T(n_1 + n_2)$ Reste e_{kit} unabhängig identisch $N(0,\sigma_e^2)$-verteilt und unabhängig von den a_{ki} sind.

Das Modell heißt gemischt, da es neben den festen Effekten μ, α_k , β_t und $(\alpha\beta)_{kt}$ auch den zufälligen Effekt a_{ki} enthält. Aus dieser Aufteilung des zufälligen Effekts in einen Individual-Effekt a_{ki} für die gesamte ki-te Kurve und einen Rest-Effekt e_{kit} für den t-ten Zeitpunkt ergibt sich, daß alle Varianzen identisch sowie alle Kovarianzen und Korrelationen identisch sind:

$$\sigma_{tt} = \text{Var}\ (x_{kit}) = \sigma_a^2 + \sigma_e^2\ , \tag{3.1.1.2}$$

$$\sigma_{st} = \text{Cov}\ (x_{kis}\ ,\ x_{kit}) = \sigma_a^2\ ,\ s \neq t\ ,$$

$$\rho_{st} = \sigma_a^2 / (\sigma_a^2 + \sigma_e^2)\ ,\ s \neq t,\ s,\ t = 1, \ldots, T\ .$$

Eine Kovarianzmatrix Σ mit identischen Varianzen und identischen Kovarianzen heißt _uniform_ (oder vom Typ S, compound symmetric).

Dieses lineare Modell (3.1.1.1) unterscheidet sich von der üblichen 2-Weg-Varianz-Analyse mit den Faktoren Behandlung und Zeit also dadurch, daß es zusätzlich den zufälligen Individual-Effekt enthält, der bedingt, daß Korrelationen (Abhängigkeiten) zwischen zwei Meßwerten x_{kis} und x_{kit} aus der gleichen Kurve ki bestehen.

Hypothesen: Folgende Nullhypothesen können dann - wie in der üblichen 2-Weg-Varianz-Analyse - formuliert werden: Die Nullhypothese H_{ab} der _Verlaufs-Parallelität_ besagt, daß die Wechselwirkungen zwischen Behandlungs- und Zeit-Effekten fehlen:

$$H_{ab} : (\alpha\beta)_{kt} = 0\ ,\quad k = 1,2\ ,\ t = 1, \ldots, T\ . \tag{3.1.1.3}$$

Die Nullhypothese H_a der _Niveau-Homogenität_ besagt, daß die Kurvenmittelwerte in beiden Gruppen identisch sind:

$$H_a : \alpha_1 = \alpha_2\ . \tag{3.1.1.4}$$

Die Nullhypothese H_b der _Zeiteinfluß-Homogenität_ besagt, daß die beiden Kurvenmittelwerte waagerecht verlaufen bzw. daß die Zeit-Effekte identisch sind:

$$H_b : \beta_1 = \ldots = \beta_T\ . \tag{3.1.1.5}$$

Die Nullhypothese der Verlaufs-Parallelität H_{ab} ist für den Anwender die wichtigste: Denn nur dann, wenn keine Wechselwirkungen vorliegen, sind die Haupteffekte der Behandlung und der Zeit sinnvoll zu interpretieren. Wenn die Ausgangslagen identisch sind und als Meßwert zum ersten Zeitpunkt in jede Kurve mit eingehen, schlagen sich Unterschiede in den beiden Mittelwertsverläufen stets in nicht-parallelen Verläufen nieder.

Die Nullhypothese H_a der Niveau-Homogenität ist bei den meisten Fragestellungen weniger wichtig, da die pauschale Frage, ob sich die Kurvenmittelwerte α_1 und α_2 unterscheiden, den Anwender selten interessiert.

Die Nullhypothese der Zeiteinfluß-Homogenität zu testen ist bei den meisten Anwendungen nicht wichtig, da Verlaufsexperimente ja gerade dann durchgeführt werden, wenn bekannt ist oder unterstellt werden muß, daß ein Zeiteinfluß vorliegt.

Tests: Zum Testen dieser Nullhypothesen lassen sich die gleichen F-Tests herleiten wie in der üblichen 2-Weg-Varianzanalyse ohne Meßwiederholungen:

$$F_{ab} = (N-2)S_4 \,/\, S_5 \;,\; Fg = T-1 \;,\; N-2 \;, \tag{3.1.1.6}$$

$$F_a = (N-2)S_2 \,/\, S_3 \;,\; Fg = 1 \;,\; N-2 \;, \tag{3.1.1.7}$$

$$F_b = (N-2)S_1 \,/\, S_5 \;,\; Fg = T-1 \;,\; (T-1)(N-2) \;, \tag{3.1.1.8}$$

mit den Quadratsummen

$$S_1 = N \sum_{t=1}^{T} (\bar{x}_{..t} - \bar{x}_{...})^2 \;,$$

$$S_2 = T \sum_{k=1}^{2} n_k (\bar{x}_{k..} - \bar{x}_{...})^2 \;,$$

$$S_3 = T \sum_{k=1}^{2} \sum_{i=1}^{n_k} (\bar{x}_{ki.} - \bar{x}_{k..})^2 \;,$$

$$S_4 = \sum_{k=1}^{2} n_k \sum_{t=1}^{T} (\bar{x}_{k.t} - \bar{x}_{..t} - \bar{x}_{k..} + \bar{x}_{...})^2 \;,$$

$$S_5 = \sum_{k=1}^{2} \sum_{i=1}^{n_k} \sum_{t=1}^{T} (x_{kit} - \bar{x}_{k.t} - \bar{x}_{ki.} + \bar{x}_{...})^2 \;.$$

Nun ist die Annahme eines solchen Modells, das gleiche Varianzen und gleiche Kovarianzen fordert, für Verlaufskurven nicht sehr realistisch, da in vielen Anwendungsfällen die Varianzen sich über die Zeit ändern

oder die Korrelationen benachbarter Zeitpunkte meist größer sind als
die weiter entfernt liegender.

Deshalb hat man entsprechende Testverfahren unter schwächeren Voraussetzungen hergeleitet; diese führen zu folgendem, etwas <u>allgemeineren</u>
<u>linearen Modell</u>:

$$x_{kit} = \mu + \alpha_k + \beta_t + (\alpha\beta)_{kt} + e_{kit} \; ; \qquad\qquad (3.1.1.9)$$

dabei sind die Effekte μ, α_k, β_t und $(\alpha\beta)_{kt}$ definiert wie im gemischten
Modell (3.1.1.1); die n_k Vektoren der zufälligen Reste $\underline{e}_{ki} = (e_{ki1}, \ldots,$
$e_{kit}, \ldots, e_{kiT})$ seien unabhängig $N_T(\underline{0}, \Sigma_k)$-verteilt, $k = 1,2$, wobei die
Kovarianzmatrix Σ_k nichtsingulär und circulär sein soll.

Eine Kovarianzmatrix Σ heißt <u>circulär</u> (sphärisch, vom Typ H), wenn
für ihre Elemente σ_{st} gilt:

$$\sigma_{st} = \bar{\sigma}_{s.} + \bar{\sigma}_{.t} - \bar{\sigma}_{..} + \lambda(\sigma_{st} - 1/T) \text{ für ein } \lambda > 0 \text{ , mit} \qquad (3.1.1.10)$$

$$\bar{\sigma}_{..} = (1/T^2) \sum \sigma_{st} \, ,$$

$$\bar{\sigma}_{s.} = (1/T) \sum \sigma_{st} \, .$$

Dies ist äquivalent mit

$$\sigma_{st} = (\sigma_{ss} + \sigma_{tt})/2 - \lambda \text{ , } s \neq t \text{ .}$$

Dies ist ebenfalls äquivalent damit, daß alle Meßwertdifferenzen, die
aus der jeweils gleichen Kurve stammen, identische Varianz haben:

$$\text{Var } (x_{kit} - x_{kis}) = \sigma_{tt} + \sigma_{ss} - 2\sigma_{st} = 2\lambda \text{ , } s \neq t, \, s,t = 1,\ldots, T \text{ .}$$

Die Teststatistiken F_{ab} und F_a genügen unter den entsprechenden Nullhypothesen einer F-Verteilung genau dann, wenn die Kovarianzmatrizen Σ_k
beide circulär mit identischem λ_k sind (HUYNH und FELDT, 1970). Der
Test für H_a benötigt nur die Voraussetzung, daß $\sigma_{1..} = \sigma_{2..}$ gilt.

HUYNH und FELDT (1970), HARRIS (1984) und GRIEVE (1984) geben Testverfahren an, um die Circularitäts-Eigenschaft der beiden Kovarianzmatri-
zen Σ_1 und Σ_2 sowie $\lambda_1 = \lambda_2$ (Mehr-Stichproben-Sphärizität) zu testen.

Bei Verlaufsexperimenten ist auch die Voraussetzung, daß alle Meßwertdifferenzen gleiche Varianz haben, wohl selten erfüllt. Wenn diese
Voraussetzung unsicher ist, wendet man besser gleich die Methode der
konservativen oder der approximierten F-Tests an; man setzt nur noch
voraus, daß beide Stichproben die gleiche Kovarianzmatrix Σ haben.
Dann gilt, daß F_{ab} unter H_{ab} annähernd F-verteilt ist mit $(T-1)\epsilon$ und
$(T-1)(N-2)\epsilon$ Freiheitsgraden und daß F_b unter H_b annähernd F-verteilt
ist mit $(T-1)\epsilon$ und $(T-1)(N-2)\epsilon$ Freiheitsgraden, mit $N = n_1 + n_2$; vgl.
GEISSER und GREENHOUSE (1958). Der Korrekturfaktor ϵ wurde von BOX
(1954 a,b) für den 1-Stichprobenfall hergeleitet und bestimmt sich auch
hier nach

$$\epsilon = T^2 \, (\bar{\sigma}_{tt} - \bar{\sigma}_{..})^2 \, / \, (T-1) \, (\Sigma \, \sigma_{st}^2 - 2T \, \Sigma \, \bar{\sigma}_{s.}^2 + T^2 \sigma_{..}^2) \, , \quad \text{mit} \quad (3.1.1.11)$$

$$\bar{\sigma}_{tt} = (1/T) \, \Sigma \, \sigma_{tt'}.$$

Es gilt $\epsilon = 1$ genau dann, wenn Σ circulär ist; vgl. HUYNH und
FELDT (1970).

Bei den konservativen F-Tests nutzt man aus, daß stets $1 \geq \epsilon \geq 1/(T-1)$
gilt (s. GEISSER und GREENHOUSE, 1958). Die Freiheitsgrade der Tests
für H_b sowie H_{ab} können somit nicht kleiner als 1 und N-2 sein. Basiert
man nun die Tests auf die Freiheitsgrade 1 und N-2, so erhält man
Tests, die konservativ sind, d.h. deren tatsächliches Niveau α^* kleiner
oder gleich dem nominellen Niveau α ist. Dabei wird vorausgesetzt, daß
$\Sigma_1 = \Sigma_2$ ist; lediglich für $n_1 = n_2$ kann auf diese Voraussetzung verzichtet werden. - Analog zeigt man, daß die unter der Annahme der Uniformitäts-Eigenschaft hergeleiteten (unkorrigierten) F-Tests für $\epsilon < 1$
stets antikonservativ (liberal) sind. In einer Simulationsstudie unter-
suchten HUYNH und FELDT (1980) die Antikonservativität dieser Tests;
dabei zeigte sich, daß die Tests in vielen praktisch relevanten Fällen
sogar sehr antikonservativ sind. Dies gilt ebenfalls, wenn die Voraussetzung $\Sigma_1 = \Sigma_2$ verletzt ist.

Bei den approximierten F-Tests versucht man, den unbekannten Korrekturfaktor ϵ aus der empirischen Kovarianzmatrix zu schätzen; GREENHOUSE
und GEISSER (1959) schlugen vor, einen Schätzer $\hat{\epsilon}$ analog (3.1.1.11)
aus den empirischen Varianzen und Kovarianzen der Gesamtstichprobe
(vom Umfang N) zu berechnen.

Dieser Schätzer $\hat{\varepsilon}$ ist allerdings, besonders wenn ε in der Nähe von 1 liegt, (nach unten) verzerrt; er unterschätzt ε und die auf $\hat{\varepsilon}$ basierenden approximativen Tests sind leicht konservativ. Deshalb schlugen HUYNH und FELDT (1976) einen anderen Schätzer für ε vor:

$$\tilde{\varepsilon} = [N(T - 1)\hat{\varepsilon} - 2]/(T - 1)[N - 2 - (T - 1)\hat{\varepsilon}] \ . \qquad (3.1.1.12)$$

Simulationen zeigen, daß für Korrekturfaktoren ε in Bereichen zwischen 0,75 und 1 der HUYNH-FELDT-Schätzer $\tilde{\varepsilon}$ weniger verzerrt ist als der GEISSER-GREENHOUSE-Schätzer $\hat{\varepsilon}$; bei kleineren Werten von ε ist aber $\hat{\varepsilon}$ der bessere Schätzer. In der Praxis sollte man deshalb stets mit dem GEISSER-GREENHOUSE-Schätzer $\hat{\varepsilon}$ arbeiten, außer in Situationen, wo man bereits das Vorwissen hat, daß $\varepsilon \geq 0,75$ ist.

Für eine Analyse im univariaten linearen Modell sind somit die approximierten F-Tests nach GEISSER und GREENHOUSE in der Regel die Tests der Wahl: Sie setzen nur noch voraus, daß die Kovarianzmatrizen Σ_1 und Σ_2 beider Stichproben identisch sind; die resultierenden Tests sind meistens leicht konservativ.

Für den Fall ungleicher Kovarianzmatrizen Σ_1 und Σ_2 wird von HUYNH (1978) ein verallgemeinertes approximiertes Verfahren angegeben, das jedoch sehr rechenaufwendig ist.

Die Testverfahren unterscheiden sich also nur dadurch, daß die Teststatistiken F_{ab} und F_b nach F-Verteilungen mit unterschiedlichen Freiheitsgraden beurteilt werden:

unkorrigierte F-Tests   T-1, (T-1)(N-2)
approximierte F-Tests $(T-1)\hat{\varepsilon}$, $(T-1)(N-2)\hat{\varepsilon}$
konservative F-Tests   1, N-2

Zusammenfassend können folgende <u>Kriterien zur Auswahl der Tests</u> der univariaten Varianzanalyse angegeben werden:

Die <u>unkorrigierten F-Tests</u> sind bei der Analyse von Verlaufskurven meist ungeeignet, da hier die Annahme der Circularitäts-Eigenschaft der Kovarianzmatrix in der Regel nicht gerechtfertigt ist und die Tests dann zu antikonservativ sind.

Die approximierten F-Tests nach GEISSER-GREENHOUSE sind dagegen leicht
konservativ und somit meist die Tests der Wahl. Lediglich wenn aufgrund
von Vorwissen ein Korrekturfaktor ϵ mit $\epsilon \geq 0,75$ vorausgesetzt werden
kann, sollten stattdessen die weniger konservativen Tests nach HUYNH-
FELDT verwandt werden.

Die konservativen F-Tests sind dagegen, verglichen mit den approximierten, unnötig konservativ. Sie sollten nur angewandt werden, wenn der
Gesamtstichprobenumfang N kleiner als die Anzahl der Zeitpunkte T ist
und der Korrekturfaktor ϵ nicht mehr aus den Daten geschätzt werden
kann. Ferner können sie noch angewandt werden für den Fall, wenn
$n_1 = n_2$ ist und die Kovarianzmatrizen Σ_1 und Σ_2 verschieden sind.

Tests auf Verlaufs-Homogenität: GEISSER und GREENHOUSE (1958) schlugen
ebenfalls einen Test vor für die Nullhypothese der Verlaufs-Homogenität

$$H_{ab,a} = H_{ab} \quad H_a : (\alpha\beta)_{kt} = 0 \, , \, \alpha_1 = \alpha_2 \, . \tag{3.1.1.13}$$

Er basiert auf der Teststatistik

$$F_{ab,a} = (N-2)(S_2 + S_4)/(S_3 + S_5) \, , \tag{3.1.1.14}$$

welche unter $H_{ab,a}$ annähernd F-verteilt ist mit $T\epsilon',(N-2)T\epsilon'$ Freiheitsgraden, wobei

$$\epsilon' = 2 \, \bar{\sigma}_{tt}^2 \, / \, \Sigma \, \sigma_{st}^2 \, . \tag{3.1.1.15}$$

Wegen $\epsilon' \geq 1/T$ erhält man einen konservativen Test für $H_{ab,a}$, indem
man $F_{ab,a}$ gemäß einer F-Verteilung mit $(1,N-2)$ Freiheitsgraden beurteilt. Schätzt man ϵ' wieder aus den Daten, so erhält man wieder
approximierte F-Tests. Wenn Σ_1 und Σ_2 verschieden sind, kann für den
Fall $n_1 = n_2$ ebenfalls dieser konservative F-Test verwandt werden.

Allgemeine Versuchspläne: Alle in diesem Abschnitt beschriebenen Verfahren lassen sich problemlos auch auf den Fall von K unabhängigen
Stichproben anwenden. GREENHOUSE und GEISSER (1959) leiteten entsprechende unkorrigierte, konservative und approximierte F-Tests her. Um
zu weniger konservativen approximierten F-Tests zu gelangen, schlugen
HUYNH und FELDT (1976) einen alternativen Schätzer $\tilde{\epsilon}$ vor.

WINER (1976) behandelt Verallgemeinerungen dieser univariaten Varianzanalyse auf mehrfaktorielle Versuchspläne mit Meßwertwiederholungen,
wobei aber vorausgesetzt wird, daß die Kovarianzmatrizen uniform sind
oder nur konservative Tests hergeleitet werden.

MENDOZA, TOOTHAKER und CRAIN (1976) geben allgemeinere Bedingungen an,
bei denen für den Spezialfall von KxSxT-Plänen, wobei 2 Faktoren ST
wiederholte Messungen sind, unkorrigierte F-Tests herleitbar sind.

<u>Literaturhinweise zu Übersichtsarbeiten</u>: WINER (1971) und MORRISON
(1976) beschreiben kurz die unkorrigierten, GEISSER-GREENHOUSE-appro-
ximierten und die konservativen F-Tests. WINER beschreibt auch den
Vergleich orthogonaler Kontraste, jedoch nur unter der Annahme der
Uniformitäts-Eigenschaft der Kovarianzmatrizen.

<u>Diskussion</u>: Diese Analyse im univariaten linearen Modell erscheint
vielen Anwendern wohl so attraktiv, weil die Hypothesen wie in der
vertrauten Zwei-Weg-Varianzanalyse formuliert sind und die Ergebnisse
der Tests auch so interpretiert werden können. Die rechnerische Durchführung erfordert auch keine Matrixinversionen, ein Vorteil für denje-
nigen, der die Verfahren selbst rechnen oder programmieren will. In den
gängigen Statistik-Programm-Systemen stehen außerdem entsprechende,
leicht aufrufbare Programme zur Verfügung.

Ein Vergleich der Testverfahren dieser univariaten Varianzanalyse mit
denen der multivariaten Varianzanalyse wird am Ende von Unterabschnitt
3.1.2 gegeben.

3.1.2. Multivariate Varianzanalyse

Hierbei wird von einem Ansatz ausgegangen, der jede Verlaufskurve als
einen T-dimensionalen Vektor auffaßt. Die multivariate Varianzanalyse
des Versuchsplans zweier unabhängiger Stichproben von Verlaufskurven
reduziert sich somit zu einem multivariaten Zwei-Stichproben-Problem.

<u>Modell</u>: Sei $\underline{x}_{ki} = (x_{ki1}, \ldots, x_{kit}, \ldots, x_{kiT})$ eine Verlaufskurve; das
<u>multivariate lineare Modell</u> hat dann die Gestalt

$$\underline{x}_{ki} = \underline{\mu}_k + \underline{e}_{ki} , \quad k = 1,2 , \quad i = 1,\ldots, n_k ; \tag{3.1.2.1}$$

dabei sind

$\underline{\mu}_k = (\mu_{k1}, \ldots, \mu_{kT})$ die Vektoren des k-ten Mittelwertverlaufs,

$\underline{e}_{ki} = (e_{ki1}, \ldots, e_{kiT})$ die Vektoren der zufälligen Reste, wobei die
$N = n_1 + n_2$ Reste unabhängig identisch $N_T(\underline{0}, \Sigma)$-verteilt sind mit
beliebiger nicht-singulärer Kovarianzmatrix Σ .

Eine lineare Zerlegung der μ_{kt} in Haupt- und Wechselwirkungseffekte
analog dem univariaten Modell (3.1.1.1) ist hier natürlich auch
möglich, aber die interessierenden Hypothesen können auch direkt mit
den μ_{kt} formuliert werden.

<u>Hypothesen</u>: Folgende Nullhypothesen werden formuliert und getestet:

Die Nullhypothese der <u>Verlaufs-Identität</u> (Profil-Identität) besagt,
daß die beiden Mittelwertsverläufe identisch sind:

$$H_I : \underline{\mu}_1 = \underline{\mu}_2 . \tag{3.1.2.2}$$

Im Sinne des univariaten Ansatzes heißt das, daß die Hypothese der
Verlaufs-Parallelität H_{ab} (fehlende (Behandlungs- x Zeit)-
Wechselwirkung) <u>und</u> die Hypothese H_a der Niveau-Homogenität erfüllt
sind.

Die Nullhypothese der <u>Verlaufs-Parallelität</u> (Profil-Parallelität)
besagt, daß die beiden Mittelwertsverläufe parallel sind:

$$H_P : \mu_{1,t+1} - \mu_{1t} = \mu_{2,t+1} - \mu_{2t} , \quad t = 1,\ldots, T-1 . \tag{3.1.2.3}$$

Diese Hypothese entspricht der Hypothese fehlender (Behandlungs x Zeit)-Wechselwirkungen H_{ab} im univariaten Modell.

Die Nullhypothese der <u>Niveau-Homogenität</u> der beiden Verlaufsprofile besagt, daß die Kurvenmittelwerte in beiden Gruppen identisch sind:

$$H_N : \mu_{1.} = \mu_{2.} \ .$$

<u>Tests</u>: Ein Test für die <u>Verlaufs-Identität</u> H_I ergibt sich unmittelbar dadurch, daß man direkt auf die beiden Stichproben von Verlaufskurven $\underline{x}_{1i}$, $i = 1,\ldots, n_1$, und $\underline{x}_{2i}$, $i = 1,\ldots, n_2$, einen 2-Stichproben-T^2-Test nach HOTELLING anwendet. Die Anwendung des T^2-Tests verlangt allerdings einen Stichprobenumfang von $N \geq T + 2$.

Ein Test für die <u>Verlaufs-Parallelität</u> H_P ergibt sich unmittelbar dadurch, daß man aus jeder Verlaufskurve den $(T-1)$-dimensionalen Vektor der <u>Folgedifferenzen</u>

$$\underline{y}_{ki} := (y_{ki1} ,\ldots, y_{kit} ,\ldots, y_{ki,T-1}) \ , \ \text{mit} \qquad (3.1.2.4)$$

$$y_{kit} := x_{ki,t+1} - x_{kit} \ , \ t = 1,\ldots, T-1,$$

berechnet, und auf die beiden Stichproben $\underline{y}_{1i}$, $i = 1,\ldots, n_1$, und $\underline{y}_{2i}$, $i = 1,\ldots, n_2$, einen $(T-1)$-variaten 2-Stichproben-T^2-Test anwendet.

Analog kann man auch den $(T-1)$ dimensionale Vektor der <u>Differenzen zur Ausgangslage</u> (Zuwächse) berechnen

$$\underline{z}_{ki} := (z_{ki2} ,\ldots, z_{kit} ,\ldots, z_{kiT}) \ , \ \text{mit} \qquad (3.1.2.5)$$

$$z_{kit} := x_{kit} - x_{ki1} \ , \ t = 2,\ldots, T \ ,$$

und auf die beiden Stichproben $\underline{z}_{1i}$, $i = 1,\ldots, n_1$, und $\underline{z}_{2i}$, $i = 1,\ldots, n_2$, einen $(T-1)$-variaten 2-Stichproben-T^2-Test anwenden. Wegen der Invarianz des T^2-Tests gegenüber affinen Transformationen sind die Ergebnisse beider Tests identisch.

Ein Test für die <u>Niveau-Homogenität</u> H_N ergibt sich dadurch, daß man die Kurvenmittelwerte $\bar{x}_{ki.}$ berechnet und auf die beiden Stichproben der Kurvenmittel $\bar{x}_{1i}\cdot$, $i = 1,\ldots,n_1$, und $\bar{x}_{2i}\cdot$,$i = 1,\ldots,n_2$, einen 2-Stichproben-t-Test anwendet.

Tests auf fehlende Zeiteffekte (Geradlinigkeit der Verläufe) sind auch herleitbar, indem auf die Zuwächse bzw. Folgedifferenzen 1-Stichproben-T^2-Tests angewandt werden. Doch da diese Fragestellung fast nie von Interesse ist, wird hier auf die Formulierung entsprechender Hypothesen und die Herleitung der Tests verzichtet; dazu sei nur auf MORRISON (1976) verwiesen.

<u>Simultane univariate Tests</u>: Die T^2-Tests für die Hypothesen der Verlaufs-Identität H_I und Verlaufs-Parallelität H_P kann man sehr einfach durch <u>simultane univariate Testverfahren</u> ersetzen: Man führt anstelle des T-variaten T^2-Tests für H_I T einzelne 2-Stichproben-t-Tests für die t-te Komponente $H_{I(t)}$ durch, wobei die Alpha-Adjustierung der Einzel-Tests gemäß der in Abschnitt 5.c. beschriebenen BONFERRONI-HOLM-Prozedur erfolgt. – Den (T-1)-variaten T^2-Test für H_P ersetzt man analog durch (T-1) einzelne t-Tests, die man auf die Folgedifferenzen bzw. auf die Zuwächse (Differenzen zur Ausgangslage) anwendet. Im Gegensatz zum multivariaten T^2-Test bedeutet es hier allerdings einen Unterschied, ob man die Folgedifferenzen wählt bzw. die Zuwächse. Bei den meisten Studien werden Unterschiede in den Kurvenverläufen bezogen auf die Differenz zur Ausgangslage stärker sein als auf die Differenz zum Vorwert; deshalb dürfte meist die Analyse der Differenzen zur Ausgangslage vorzuziehen sein.

<u>Folgeanalysen</u>: Will man den multivariaten T^2-Test für die Global-Hypothese der Verlaufs-Identität H_I mit den T simultanen univariaten t-Tests für die Einzel-Hypothesen $H_{I(t)}$ zu einer Test-Prozedur kombinieren, so kann man folgendermaßen vorgehen: Zunächst führt man den T^2-Test zu einem vorgegebenen Niveau α durch. Ist dieser nicht signifikant, endet die Prozedur und keine Hypothese kann verworfen werden; ist der Test signifikant, kann H_I verworfen werden, und es können die T simultanen t-Tests als Folgeanalyse durchgeführt werden nach der <u>Variante der HOLM-Prozedur</u> mit den Schranken

$$\alpha/(T-1), \ \alpha/(T-1), \ \alpha/(T-2),\ldots, \ \alpha/2, \ \alpha \ . \qquad (3.1.2.6)$$

Alle Einzel-Hypothesen $H_{I(t)}$, deren P-Werte unter den HOLM-Schranken liegen, können verworfen werden. Diese Prozedur hält das multiple Niveau α ein; der Beweis ergibt sich aus Abschnitt 5.e.

Analog verfährt man mit den Tests gegen die Nullhypothesen $H_{A(t)}$ der
Identität der Differenzen zur Ausgangslage zum Zeitpunkt t oder gegen
die Nullhypothesen $H_{F(t)}$ der Identität der Folgedifferenzen zum Zeitpunkt t. Nach einem (T-1)-variaten 2-Stichproben-T^2-Test, angewandt
auf die Zuwächse oder Folgedifferenzen, wählt man die T-1 Schranken der
Variante der HOLM-Prozedur gemäß:

$$\underline{\alpha/(T-2)}, \ \alpha/(T-2), \ \alpha/(T-3), \ldots, \ \alpha/2, \ \alpha \ . \hspace{2cm} (3.1.2.7)$$

Andere multiple Testprozeduren, die sich aus dem Abschluß-Test-Prinzip
herleiten lassen, bringen in dieser Situation keinen Gütegewinn. Der
Grund liegt wohl darin, daß der zugrundeliegende Hypothesen-Verband
vollständig bzw. nicht redundant ist und somit in der multiplen Prozedur keine der 2^{T-1} Tests gegen die Durchschnitts-Hypothesen wegfällt;
vgl. NGUYEN-HOANG (1985).

<u>Allgemeinere Versuchspläne</u>: Im Falle von K unabhängigen Stichproben
werden die oben beschriebenen 2-Stichproben-T^2-Tests durch entsprechende multivariate K-Stichproben-Tests im Rahmen einer multivariaten
Varianzanalyse ersetzt; vgl. dazu z.B. MORRISON (1976), ch. 5.3. Ebenso
ist die Analyse mehr-faktorieller Versuchspläne mit entsprechenden multivariaten Varianzanalyse-Methoden möglich. Eine ausführliche Übersicht
über die multivariate Varianzanalyse von Verlaufskurven gibt TIMM
(1980).

<u>Diskussion</u>: Ein kleiner Nachteil der multivariaten Tests liegt darin,
daß zu ihrer Durchführung eine Matrixinversion nötig ist; in allen
gängigen Statistik-Software-Systemen sind aber entsprechende Prozeduren verfügbar. Weiter kann der T^2-Test nur dann durchgeführt werden,
wenn $N - 2 \geq T$ gilt; dies dürfte aber bei Verlaufskurvenproblemen fast
immer der Fall sein.

Gegenüber diesen kaum ins Gewicht fallenden Einschränkungen besitzt der
multivariate Ansatz den Vorteil, daß er aus <u>einem</u> Modell multivariate
T^2-Tests sowie simultane univariate, leicht interpretierbare t-Tests
ableitet. Außerdem besteht die Möglichkeit, durch einem multivariaten
Test aufgefundene globale Unterschiede in einer Folgeanalyse durch
simultane Einzeltests zu lokalisieren.

Wenn Corr $(x_{kit}, x_{kil}) \geq 1/2$ ist, ist der Test auf Verlaufs-Parallelität, der auf den Differenzen zur Ausgangslage (Zuwächsen) $z_{kit} =$
$x_{kit} - x_{kil}$ beruht, trennschärfer als der Test auf Verlaufs-Identität,

der direkt die Rohwerte x_{kit} vergleicht; siehe dazu die Effizienzvergleiche in Unterabschnitt 4.1.6. Somit wird man sich bei Korrelationen über 0,5 für die Analyse der Differenzen zur Ausgangslage und bei Korrelationen unter 0,5 für die Analyse der Rohwerte entscheiden. In "Grenzfällen" muß bedacht werden, daß der Test für die Hypothese der Verlaufs-Parallelität nur (T-1)-variat ist gegenüber dem T-variaten für die Hypothese der Verlaufs-Identität: Der multivariate T^2-Test hat dann einen Freiheitsgrad weniger bzw. die HOLM-Schranken sind bei T - 1 statt T simultanen Einzel-Tests günstiger; somit bietet der Test auf Verlaufs-Parallelität auch dann oft eine größere Trennschärfe. Bei den meisten praktischen Anwendungen sind aber die Kovarianzen deutlich über 0,5 , und somit dürfte von daher die Analyse der Differenzen zur Ausgangslage in der Regel zu empfehlen sein.

Hat man sich zum Testen entweder der Identitäts- oder der Parallelitäts-Hypothese entschieden, so sollte man die Strategie wählen, zunächst den multivariaten T^2-Test anzuwenden und bei signifikantem Ausgang eine Folgeanalyse durchzuführen mit der Variante der HOLM-Prozedur.

Die univariate Varianzanalyse muß - im äußerst seltenen Fall $N - 2 \leq T$ - durchgeführt werden. Ansonsten ist der Anwender frei in der Auswahl einer der beiden Methoden. Simulationsstudien ergeben keine eindeutige Präferenz für einen der beiden Ansätze. Somit dürfte dieser Ansatz über die multivariate Varianzanalyse in praxi meist zu bevorzugen sein, da hierbei aus einem allgemeinen und somit realistischerem Modell multivariate T^2-Tests sowie simultane univariate t-Tests, deren Ergebnisse sehr gut interpretierbar sind, hergeleitet werden; in einer Folge-Analyse kann der multivariate Test und die univariaten Tests zu einer Prozedur verbunden werden, die bestmögliche Informationsausbeute verspricht.

<u>Auswertung des Beispiels nach KOLLER (1955)</u>:

Weil hier ein Vorwert erhoben wurde, sollen die 5 Differenzen zur Ausgangslage (Zuwächse) analysiert werden. Für die einzelnen Hypothesen
ergeben sich folgende Prüfgrößen und P-Werte:

Parallelitäts-Hypothese H_P $\qquad\qquad T^2 = 335,0 \qquad P = 0,002$

Hypothese $H_{A(t)}$ der identischen Differenz zur Ausgangslage
im Zeitpunkt

2	$t = -3,23$	$P = 0,012$
3	$t = -0,19$	$P = 0,86$
4	$t = 1,32$	$P = 0,22$
5	$t = 0,23$	$P = 0,83$
6	$t = 0,84$	$P = 0,43$

Bei der Anwendung der Variante der HOLM-Prozedur würde zunächst der
Global-Test für H_P nach der Schranke α beurteilt; bei signifikantem
Ausgang würden in einer Folgeanalyse die 5 Elementar-Hypothesen nach
den variierten HOLM-Schranken <u>$\alpha/4$</u>, $\alpha/4$, $\alpha/3$, $\alpha/2$, α
beurteilt.

Legt man ein Niveau von $\alpha = 5\%$ zugrunde, so ergibt sich folgendes Ergebnis: Die multivariate Parallelitätshypothese wird verworfen. Dann
wird der kleinste P-Wert 0,012 mit der ersten Schranke $\alpha/4 = 0,0125$
verglichen; da $P < \alpha/4$ darf die entsprechende Elementarhypothese $H_{A(2)}$
der identischen Differenz zur Ausgangslage im Zeitpunkt 2 ebenfalls
verworfen werden. Dann wird der zweitkleinste P-Wert 0,22 mit der
zweiten variierten HOLM-Schranke $\alpha/4 = 0,0125$ verglichen; da der
P-Wert größer als diese Schranke ist, kann die entsprechende Nullhypothese $H_{A(4)}$ nicht abgelehnt werden. Die Prozedur stoppt und keine
weiteren Hypothesen können mehr abgelehnt werden. – Hätte man die
einfache BONFERRONI-HOLM-Prozedur angewandt, hätte man keine der 5
Elementar-Hypothesen verwerfen können, da der kleinste P-Wert 0,012
nicht kleiner oder gleich der ersten BONFERRONI-HOLM-Schranke $\alpha/5 =$
0,01 ist.

3.1.3. Orthogonale Kontraste

Bei den varianzanalytischen Ansätzen wird die Zeit lediglich als ein
Faktor mit T Stufen behandelt; diese Verfahren sind invariant gegenüber Vertauschungen der Zeitpunkte, und die chronologische Struktur
des den Beobachtungen zugrunde liegenden Zeitmusters (Reihenfolge und
Abstand der Zeitpunkte z_1 ,..., z_T) wird nicht berücksichtigt. Ein
naheliegender Ansatz wäre somit die Anpassung von Regressionsfunktionen
an die Verlaufskurven und ein Vergleich der Regressionskoeffizienten
in den beiden Stichproben. Bei den meisten praktischen Problemen ist
aber die Kenntnis adäquater Regressionsfunktionen nicht vorhanden. Ein
Ausweg besteht nun darin, Polynome zu wählen.

Mit Hilfe der Methode der orthogonalen Polynome läßt sich jede Verlaufskurve in Trendkomponenten zerlegen, und es läßt sich dann
analysieren, ob bestimmte Komponenten in beiden Stichproben unter-
schiedlich stark ausgeprägt sind.

Im folgenden wird ein auf WISHART (1938) zurückgehender Ansatz aufge-
zeigt; dabei werden pro individueller Kurve (eine oder mehrere) Trendkomponenten (hier in Form linearer Kontraste) berechnet und diese dann
mit üblichen Testverfahren (zum Vergleich zweier Stichproben) verglichen.

Eine naheliegende Möglichkeit besteht nun darin, jeder Verlaufskurve
$\underline{x} = (x_1$,..., $x_T)$ ein Polynom r-ten Grades nach der Methode der
kleinsten Quadrate anzupassen; für $r = T-1$ stimmt dieses an den Zeitpunkten z_t mit den Verlaufskurvenwerten überein:

$$x_t = a_o + a_1 z_t + a_2 z_t^2 + \dots + a_{T-1} z_t^{T-1} , \quad t = 1 ,\dots, T . \qquad (3.1.3.1)$$

Die <u>Polynomialkoeffizienten</u> a_s , $s = 0,\dots, T-1$, können dann als Maß
für den s-ten polynomialen Trendanteil angesehen werden, d.h. a_o für
den Anteil des Niveaus, a_1 für den linearen Anteil, a_2 für den quadratischen Anteil, a_3 für den kubischen Anteil etc. Diese Koeffizienten
sind jedoch nicht unabhängig voneinander; paßt man ein Polynom vom
Grade r mit $r < T-1$ an und möchte anschließend die Anpassung durch Hinzunahme höherer Polynomanteile verbessern, so muß man die ersten $(r+1)$
Polynomialkoeffizienten ebenfalls neu berechnen, da diese von den neu
hinzukommenden Koeffizienten der höheren Terme abhängen.

Ein Ausweg besteht nun darin, sogenannte <u>orthogonale Polynome</u> $f_0(z)$, $f_1(z),\ldots, f_s(z),\ldots, f_{T-1}(z)$ zu verwenden; für das System der f_s , $s = 0,\ldots, T-1$, gilt:

$f_s(z)$ ist ein Polynom s-ten Grades in z; d.h.

$$f_s(z) = \sum_{r=o}^{s} c_{sr}\, z^r \; ; \qquad\qquad (3.1.3.2)$$

und die $f_s(z)$ sind orthogonale Funktionen:

$$\sum_{t=o}^{T-1} f_s(z_t) = 0 \; , \; s = 1\,,\ldots, T-1 \; , \qquad\qquad (3.1.3.3)$$

$$\sum_{t=o}^{T-1} f_r(z_t)\, f_s(z_t) = 0 \; , \; r = s, \; r,s = 0,\ldots, T-1 \; . \qquad (3.1.3.4)$$

Setzt man $f_o = c_{oo} = 1$, dann sind diese Koeffizienten eindeutig bestimmt bis auf eine frei zu wählende Konstante.

Ist ein solches System von orthogonalen Polynomen gegeben, läßt sich nun zeigen, daß eine Verlaufskurve eindeutig in eine Linearkombination der orthogonalen Polynome zerlegt werden kann:

$$x_t = b_o + b_1\, f_1(z_t) + b_2\, f_2(z_t) + \ldots + b_{T-1}\, f_{T-1}(z_t) \; , \qquad (3.1.3.5)$$

wobei sich die Polynomial-Koeffizienten (Regressionskoeffizienten des s-ten orthogonalen Polynoms, Orthogonal-Komponenten, orthogonale Trendkomponenten) bestimmen gemäß

$$b_o = (1/T) \sum_{t=1}^{T} x_t = \bar{x} \; ,$$

$$b_s = \left(\sum_{t=1}^{T} x_t\, f_s(z_t) \right) \Big/ \sum_{t=1}^{T} f_s^2(z_t) \; , \; s = 1,\ldots, T-1 \; . \qquad (3.1.3.6)$$

Die Polynomial-Koeffizienten b_s sind ebenfalls ein Maß für den s-ten polynomialen <u>Trendanteil</u>; sie hängen nur von den Meßwerten x_t und den Werten des s-ten orthogonalen Polynoms f_s an den T Zeitpunkten ab, nicht jedoch von den Werten der anderen Polynomial-Koeffizienten b_r , $r \neq s$; insbesondere hat man hierbei den Vorteil gewonnen, daß es zur Berechnung der s-ten Komponenten gleichgültig ist, ein Polynom welchen Grades man anpassen will. Die Polynomial-Koeffizienten sind also <u>orthogonale lineare Kontraste</u> der T Kurvenwerte; sie sollen deshalb auch <u>orthogonale Kontraste der Trendanteile</u> genannt werden.

Die $f_s(z_t)$, $t = 1,\ldots, T$, sollen Koeffizienten des s-ten orthogonalen Kontrastes genannt werden. Die $f_s = (f_s(z_1),\ldots, f_s(z_T))$ sollen <u>Vektoren des s-ten orthogonalen Kontrastes</u> heißen.

Sind die <u>Zeitpunkte äquidistant</u>, d.h. sind die Abstände zwischen den aufeinander folgenden Zeitpunkten identisch, so sind die Polynom-Werte $f_s(z_t)$ unabhängig von den Zeitpunkten z_t bzw. deren Abstand. Dies berechtigt zur abkürzenden Definition

$$\underline{f}_s := (f_{s1},\ldots, f_{st},\ldots, f_{sT}) \ , \ s = 0,\ldots, T-1 \ , \quad \text{mit} \qquad (3.1.3.7)$$

$$f_{st} := f_s(z_t)$$

Diese Polynom-Werte bzw. Vektoren des s-ten orthogonalen Kontrastes können so gewählt werden, daß sie alle ganzzahlig sind. In Tabelle 3.2 sind diese bis zu $T = 8$ und $s \leq 5$ angegeben; ausführlichere Tabellen finden sich z.B. in WINER (1971).

<u>Modell</u>: Wir gehen nun wieder vom multivariaten 2-Stichproben-Modell aus:

$$\underline{x}_{ki} = \underline{\mu}_i + \underline{e}_{ki} \ , \qquad (3.1.3.8)$$

wobei die $\underline{e}_{ki}$ unabhängig identisch $N_T(\underline{0}, \Sigma)$-verteilt sind.

Tab. 3.2: Vektoren der s-ten orthogonalen Kontraste

T = 3

$\underline{f}_1$	-1	0	1
$\underline{f}_2$	1	-2	1

T = 4

$\underline{f}_1$	-3	-1	1	3
$\underline{f}_2$	1	-1	-1	1
$\underline{f}_3$	-1	3	-3	1

T = 5

$\underline{f}_1$	-2	-1	0	1	2
$\underline{f}_2$	2	-1	-2	-1	2
$\underline{f}_3$	-1	2	0	2	1
$\underline{f}_4$	1	-4	6	-4	1

T = 6

$\underline{f}_1$	-5	-3	-1	1	3	5
$\underline{f}_2$	5	-1	-4	-4	-1	5
$\underline{f}_3$	-5	7	4	-4	-7	5
$\underline{f}_4$	1	-3	2	2	-3	1
$\underline{f}_5$	-1	5	-10	+10	-5	1

T = 7

$\underline{f}_1$	-3	-2	-1	0	1	2	3
$\underline{f}_2$	5	0	-3	-4	-3	0	5
$\underline{f}_3$	-1	1	1	0	-1	-1	1
$\underline{f}_4$	3	-7	1	6	1	-7	3
$\underline{f}_5$	-1	4	-5	0	5	-4	1

T = 8

$\underline{f}_1$	-7	-5	-3	-1	1	3	5	7
$\underline{f}_2$	7	1	-3	-5	-5	-3	1	7
$\underline{f}_3$	-7	5	7	3	-3	-7	-5	7
$\underline{f}_4$	7	-13	-3	9	9	-3	-13	7
$\underline{f}_5$	-7	-23	-17	-15	15	17	-23	7

<u>Hypothesen</u>: Die <u>Trendhypothesen</u> können folgendermaßen als Nullhypothesen der Identität des s-ten (orthogonalen) Trends bzw. der Identität des s-ten orthogonalen Kontrastes formuliert werden; so ergibt sich

für s = 0 die Nullhypothese der <u>Identität des Niveaus</u>

$$H^{(0)}: \quad \underline{f}'_0 \, \underline{\mu}_1 = \underline{f}'_0 \, \underline{\mu}_2 \quad \text{bzw.} \quad \sum_{t=1}^{T} \mu_{1t} = \sum_{t=1}^{T} \mu_{2t} \quad , \qquad (3.1.3.9)$$

für s = 1 die Nullhypothese der <u>Identität des linearen Trends</u>

$$H^{(1)}: \quad \underline{f}'_1 \, \underline{\mu}_1 = \underline{f}'_1 \, \underline{\mu}_2 \quad \text{bzw.} \quad \sum_{t=1}^{T} f_{1t} \, \mu_{1t} = \sum_{t=1}^{T} f_{1t} \, \mu_{2t} \quad , \qquad (3.1.3.10)$$

für s = 2 die Nullhypothese der <u>Identität des quadratischen Trends</u>

$$H^{(2)}: \quad \underline{f}'_2 \, \underline{\mu}_1 = \underline{f}'_2 \, \underline{\mu}_2 \quad \text{bzw.} \quad \sum_{t=1}^{T} f_{2t} \, \mu_{1t} = \sum_{t=1}^{T} f_{2t} \, \mu_{2t} \quad , \qquad (3.1.3.11)$$

für s = 3 die Nullhypothese der <u>Identität des kubischen Trends</u>

$$H^{(3)}: \quad \underline{f}'_3 \, \underline{\mu}_1 = \underline{f}'_3 \, \underline{\mu}_2 \quad \text{bzw.} \quad \sum_{t=1}^{T} f_{3t} \, \mu_{3t} = \sum_{t=1}^{T} f_{3t} \, \mu_{2t} \qquad (3.1.3.12)$$

und allgemein für s = 0 ,..., T-1 die Nullhypothese der <u>Identität des s-ten (polynomialen) Trends</u>

$$H^{(s)}: \quad \underline{f}'_s \, \underline{\mu}_1 = \underline{f}'_s \, \underline{\mu}_2 \quad \text{bzw.} \quad \sum_{t=1}^{T} f_{st} \, \mu_{1t} = \sum_{t=1}^{T} f_{st} \, \mu_{2t} \quad . \qquad (3.1.3.13)$$

Man macht sich leicht klar, daß für die Hypothese der Verlaufs-Identität H_I und für die Hypothese der Verlaufs-Parallelität H_P gilt:

$$H_I = \bigcap_{s=0}^{T-1} H^{(s)} \quad , \qquad (3.1.3.14)$$

$$H_P = \bigcap_{s=1}^{T-1} H^{(s)} \quad . \qquad (3.1.3.15)$$

Die Trendhypothesen stellen also orthogonale Zerlegungen der Identitäts- bzw. der Parallelitäts-Hypothese dar.

<u>Tests</u>: Für die s-te Trendhypothese lassen sich nun einfach Tests dadurch herleiten, daß man für jede Verlaufskurve $\underline{x}_{ki}$ den s-ten nicht-normierten <u>orthogonalen Kontrast</u> (d.h. den nicht-normierten Polynomial-Koeffizienten oder die nicht-normierten orthogonalen Trendkomponenten)

$$b_{ki}^{(s)} = \underline{f}_s' \, \underline{x}_{ki} = \sum_{t=1}^{T} f_{st} \, x_{kit} \qquad\qquad (3.1.3.16)$$

berechnet. Diese Kontraste sind wieder normal-verteilt mit den Erwartungswerten $f_s'\underline{\mu}_1$ bzw. $f_s'\underline{\mu}_2$ und Varianz $f_s' \Sigma f_s$. Die Trendhypothese $H^{(s)}$ läßt sich also testen, indem man auf die Kontraste $b_{1i}^{(s)}$, i = 1,..., n_1 , und $b_{2i}^{(s)}$, i = 1,..., n_2 , einen 2-Stichproben-t-Test anwendet.

Residualhypothesen und Tests: In vielen praktischen Anwendungsfällen sind nur einige wenige niedrige Trends vorhanden und man will wissen, ob die Trendhypothesen ab einer bestimmten Ordnung an zu vernachlässigen sind.

Deshalb formuliert man als s-te Residualhypothese $H_{Res}^{(s)}$ die Nullhypothese, daß alle orthogonalen Trends ab dem s-ten Trend (einschließlich) nicht vorhanden sind

$$H_{Res}^{(s)} := \bigcap_{T=s}^{T-1} H^{(T)} , \quad s = 1,..., T-1 . \qquad\qquad (3.1.3.17)$$

Ein Test für $H_{Res}^{(s)}$ läßt sich nun einfach herleiten, indem man die entsprechenden t-Tests für die Trendhypothese $H^{(s)}$, $H^{(s+1)}$,..., $H^{(T-1)}$ zusammenfaßt und einen (T-s)-variaten 2-Stichproben-T^2-Test auf die Vektoren von (nicht-normierten) orthogonalen Kontrasten $(b_{1i}^{(s)}$,...., $b_{1i}^{(T-1)})$, i = 1,..., n_1 , und $(b_{2i}^{(s)}$,...., $b_{2i}^{(T-1)})$, i = 1,..., n_2 , anwendet.

Nicht-äquidistante Zeitpunkte: Wenn die Zeitpunkte z_1,..., z_T , die den Verlaufskurven $\underline{x}_{ki}$ zugrunde liegen, nicht äquidistant sind, hängen die Werte $f_s(z_t)$ des s-ten orthogonalen Polynoms von den Zeitpunkten ab und können dann nicht mehr Tabellen entnommen werden. Ein Verfahren zur rekursiven Berechnung der $f_s(z_t)$ hat ROBSON (1959) angegeben:

$$f_0(z_t) = 1 ,$$

$$f_s(z_t) = (z_t^s - \sum_{r=0}^{s-1} f_r(z_t)) \, [\sum_{t'=1}^{T} z_{t'}^s \, f_r(z_{t'})] , \qquad\qquad (3.1.3.18)$$

$$s = 1,..., T-1 .$$

Man berechnet dann zu jeder Verlaufskurve den s-ten orthogonalen Kontrast und analysiert diese Kontraste analog dem oben beschriebenen Fall äquidistanter Zeitpunkte.

<u>Das simultane Testen mehrerer Trendhypothesen</u>: Bei den meisten Anwendungen sollen mehrere der T Trendhypothesen gleichzeitig getestet werden; meist werden einige wenige der ersten r Trendhypothesen sowie die (r+1)-te Residualhypothese getestet (z.B. $H^{(0)}$, $H^{(1)}$, $H^{(2)}$, $H^{(3)}$ und $H_{Res}^{(4)}$), da höhere Trends selten vorhanden sind oder aber nur schwierig interpretiert werden können.

Zum Testen von r Trendhypothesen kann man die entsprechenden t-Tests zu einem <u>r-variaten</u> 2-Stichproben-T^2-Test zusammenfassen. Will man wissen, welche der r Trendkomponenten vorhanden sind, wird man eine <u>simultane</u> Testprozedur nach der BONFERRONI-HOLM-Methode anwenden; vgl. dazu Kapitel 5.c. Den r-variaten T^2-Test und die r univariaten t-Tests kombiniert man zweckmäßigerweise gemäß der Variante der HOLM-Prozedur (Folgeanalyse) mit den Schranken <u>$\alpha/(r-1)$</u> , $\alpha/(r-1)$, $\alpha/(r-2)$,..., $\alpha/2$, α .

<u>K-Stichproben</u>: Im Falle K unabhängiger Stichproben verfährt man analog, indem man die orthogonalen Kontraste $b_{ki}^{(s)}$, k = 1,..., K, i = 1,..., n_k, berechnet und auf diese dann einen F-Test anwendet.

<u>Diskussion:</u> Der hier aufgezeigte, auf WISHART (1938) zurückgehende Ansatz berechnet pro individueller Verlaufskurve Trendkomponenten in Form orthogonaler Kontraste und vergleicht diese dann mit 2-Stichproben-t- bzw. 2-Stichproben-T^2-Tests. Diese Herleitung der Teststatistiken ist einfach, und die Ergebnisse sind für den Anwender gut zu interpretieren.

Entsprechende multivariate Methoden sind im Rahmen der sogenannten <u>Growth Curve Analysis</u> als verallgemeinerte multivariate Varianzanalyse (GMANOVA) behandelt worden. Übersichten und Literaturhinweise dazu finden sich etwa bei WOOLSON und LEEPER (1980) und SCHACH (1982). Diese Verfahren benötigen jedoch den Einsatz entsprechender Software; für den hier betrachteten Fall zweier unabhängiger Stichproben ist der WISHART-Ansatz wesentlich einfacher anzuwenden und besitzt darüber hinaus den Vorteil, daß er durch den Ersatz der parametrischen Tests durch nichtparametrische unmittelbar auf nicht-normalverteilte oder binäre Variablen übertragen werden kann; vgl. dazu den Unterabschnitt 3.2.3.

3.1.4. Auswahl geeigneter Kurvencharakteristika

In Unterabschnitt 3.1.2. wurde im Rahmen der multivariaten Varianzanalyse (über geeignete T^2-Tests bzw. über simultane t-Tests) eine
Methode vorgestellt, die es gestattet, <u>sämtliche</u> Meßwerte der beiden
Stichproben von Verlaufskurven in die Analyse einzubeziehen. Dieser
Ansatz stößt aber an seine Grenzen, wenn die Anzahl T der Zeitpunkte
zu groß ist: Sei es, daß bei den multivariaten T^2-Tests die Anzahl
der Freiheitsgrade zu groß wird, sei es, daß bei den simultanen univariaten t-Tests die HOLM-Schranken zu klein werden. Diese Tests werden dann zu insensitiv. In jedem Falle muß für eine effiziente Analyse
versucht werden, die <u>Anzahl der Zeitpunkte zu reduzieren</u>, soweit dies
inhaltlich vertretbar ist. Dies kann geschehen, indem weniger wichtige
Zeitpunkte weggelassen werden oder die Werte benachbarter Zeitpunkte
zu Mittelwerten zusammengefaßt werden.

In Abschnitt 3.1.3 wurde ein Ansatz vorgestellt, bei dem die Informationen einer Verlaufskurve auf einige wenige Größen reduziert wurden,
indem pro individueller Kurve Trendkomponenten in Form orthogonaler
Kontraste berechnet werden, die dann mit üblichen 2-Stichproben-Tests
verglichen werden. Dieser auf WISHART (1938) zurückgehende Ansatz kann
aber auch allgemeiner angewandt werden: Analog kann man die relevante
Information pro Kurve auf beliebige andere medizinisch sinnvolle und
den Kurvenverlauf gut charakterisierende Maßzahlen (oder Kenngrößen)
reduzieren und diese dann mit üblichen 2-Stichproben-Tests vergleichen.
Solche <u>Kurvencharakteristika</u> können sein

- <u>Kurvenmittelwerte</u>, gewichtete Mittel wie z.B. die <u>Fläche unter der
  Kurve</u> (AUC = Area under the curve) bei nichtäquidistanten Stütz-
  stellen oder Kurvenmediane,

- <u>Zeitpunkt des Kurvenmaximums</u> oder -minimums,

- Zeitpunkt, an dem ein <u>kritischer Wert</u> (z.B. Norm- oder Referenzbe-
  reichsgrenze) erstmalig erreicht bzw. unter- oder überschritten wird,

- <u>Endwerte</u> oder Mittelwerte der letzten Kurvenwerte,

- <u>Zuwächse</u>, d.h. Differenzen zur Ausgangslage (vgl. Unterabschnitt
  3.1.2), der <u>Zugewinn</u> bzw. <u>Reaktionsgewinn</u>, d.h. die Fläche unter der
  Kurve der um die Ausgangslage korrigierten Werte (vgl. HORBACH,
  1974),

- <u>Relative Zuwächse</u>, d.h. Zuwächse bezogen auf die Ausgangslage (vgl. HAUX, IMMICH und SCHUMACHER, 1987),

- <u>Quotienten</u> der Meßwerte bezogen auf die Ausgangslage,

- <u>Folgedifferenzen</u>,

- <u>Trendkomponenten</u> zur Charakterisierung der Kurvenformen,

- <u>Regressionskoeffizienten</u>, die durch Anpassen bestimmter Regressionsfunktionen gewonnen werden.

Auch zur Gewinnung solcher Kurvencharakteristika können wieder bestimmte benachbarte Meßwerte zu einem (gewichteten) Mittel zusammengefaßt werden, falls dies inhaltlich adäquat ist und zu stabileren bzw. präziseren Schätzungen führt.

Weitere Möglichkeiten, Charakteristika aus den Kurven zu generieren, sind bei HÖLZEL (1980) angegeben.

Viele dieser Kurvencharakteristika berücksichtigen die Ausgangslage; somit sollte bei der Versuchsplanung nach Möglichkeit versucht werden, den ersten Meßzeitpunkt z_1 vor Einsetzen der Behandlungen zu gewinnen, um so die jeweils ersten Meßwerte x_{ki1} als Vorwerte verwenden zu können. Diese Ausgangslagen oder Vorwerte können außerdem dazu verwandt werden, die Randomisation zu überprüfen.

Der Anwender hat also große Freiheiten bei der Auswahl der Kurvencharakteristika. Die "Kunst" besteht darin, den- oder diejenigen zu finden, die problemadäquat sind und die beste Diskriminierung zwischen den beiden Gruppen liefern.

Die Auswahl muß aufgrund der wissenschaftlichen <u>Fragestellung</u> erfolgen. Ein "Ausquetschen" der Daten durch Anwendung vieler verschiedener Verfahren kann zu nicht-reproduzierbaren Scheinergebnissen führen. Andererseits kann ein Blick auf die graphisch aufbereiteten Daten genügen, um einen inhaltlich relevanten Parameter zu erkennen, auf dem dann eine einfache und sinnvolle Analyse basieren kann. Aus inferenzstatistischen Gründen müssen diese Kurvencharakteristika streng genommen vor der Datenanalyse ("notariell") festgelegt werden, und dürfen nicht erst nach einer Voranalyse der Daten - und sei es nur eine visuelle Inspektion - gewählt werden. Es gibt aber Fälle, wo die Auswahl einer

Kenngröße aufgrund der graphischen Darstellung der Meßwerte so über-
zeugend und evident ist, daß es töricht und gegenüber dem wissenschaftlichen Fortschritt unvertretbar wäre, auf die Analyse dieser Größe zu
verzichten. Hier kann keine allgemein anwendbare Strategie empfohlen
werden; der gesunde Menschenverstand muß - wei bei jeder Datenanalyse -
helfen, einen pragmatischen Mittelweg zwischen der allzu größzügigen
Anwendung zu vieler oder zu rigorosen Anwendung zu weniger Methoden zu
finden.

Eine gute Methode, geeignete Kurvencharakteristika zu finden, ist die
Analyse ähnlicher Datensätze früherer Studien. Ist dies nicht möglich,
empfiehlt sich die Durchführung einer Vorstudie: Diese ermöglicht es
dann, für die Hauptstudie die relevanten Zeitpunkte, an denen Meßwerte
erhoben werden müssen, sowie die geeigneten Kurvencharakteristika, die
zu adäquaten und medizinisch gut interpretierbaren Ergebnissen führen,
und den benötigten Stichprobenumfang, der bzgl. der zu erwartenden
Streuung erforderlich ist, festzulegen. Durch ein solches Vorgehen
lassen sich oft in der Hauptstudie Ressourcen einsparen, die beträchtlich über den in der Vorstudie aufgewendeten liegen.

Ebenso ist es ratsam, nach einer abgeschlossenen inferentiellen Auswertung auf den vorliegenden Datensatz verschiedene Charakteristika in
explorativem Sinne (vgl. VICTOR, LEHMACHER und VAN EIMEREN, 1980)
auszuprobieren, um Hinweise für die Planung und Auswertung weiterer
Studien zu erhalten.

Ist dem Anwender aufgrund der Fragestellung oder durch Vorwissen von
früheren Studien unklar, welche Kurvencharakteristika er auswählen
soll, ist als Standard-Analyse die Methode des Vergleichs der ganzen
Kurve über den T^2-Test und anschließender Folgeanalyse über t-Tests
nach der Variante der HOLM-Methode zu empfehlen. Falls Vorwerte existieren, sind hierbei meist die Differenzen zur Ausgangslage (Zuwächse)
die Charakteristika der Wahl.

3.2. Nichtparametrische Methoden

Im vorigen Abschnitt wurde ein praktisch breit einsetzbares Instrumentarium in Form der multivariaten Tests samt den damit zusammenhängenden Verfahren zum Vergleich orthogonaler Kontraste bzw. allgemeiner Kurvencharakteristika skizziert. Ersetzt man die parametrischen T^2- bzw. t-Tests durch entsprechende nichtparametrische Tests, können sofort analoge Verfahren gewonnen werden, die auf die Voraussetzung der Normalverteilung verzichten; diese werden in den Unterabschnitten 3.2.1 und 3.2.3 beschrieben. Dann werden stratifizierte Rangtests für ordinale nichtmetrische Daten in Unterabschnitt 3.2.3 behandelt. Andere nichtparametrische Ansätze folgen: Verfahren mit Intra-Kurven-Rangvergabe in Unterabschnitt 3.2.4 und Klassifikationsverfahren in Abschnitt 3.2.5.

3.2.1. Multivariate Rangtests

Die Multivariaten Rangtests sind die nichtparametrischen Gegenstücke zu den T^2-Tests, die aus der multivariaten Varianzanalyse in Abschnitt 3.1.2. abgeleitet wurden.

__Modell__: Man geht auch hier von einem __multivariaten 2-Stichproben-Modell__ aus: Die $\underline{x}_{1i}$, $i = 1,\ldots, n_1$, sind unabhängig identisch verteilt nach einer Verteilungsfunktion F_1 , die $\underline{x}_{2i}$, $i = 1,\ldots, n_2$, sind unabhängig identisch verteilt nach einer Verteilungsfunktion F_2 .

__Hypothesen__: Als Nullhypothese H_I der __Verlaufs-Identität__ wird die Gleichheit dieser Verteilungsfunktionen verlangt

$$H_I\colon F_1 = F_2 \ . \tag{3.2.1.1}$$

Als Nullhypothese H_P der __Verlaufs-Parallelität__ wird verlangt, daß sich die Verteilungsfunktionen F_1 und F_2 nur um einen in allen T Dimensionen identischen Lokalisationsparameter Δ unterscheiden:

$$H_P\colon F_1 (\lambda_1,\ldots, \lambda_t,\ldots, \lambda_T) = F_2 (\lambda_1+\Delta,\ldots, \lambda_t+\Delta,\ldots, \lambda_T+\Delta) \ . \tag{3.2.1.2}$$

Als Nullhypothese H_N der __Niveau-Identität__ wird verlangt, daß die Kurvenmittelwerte $\bar{x}_{ki\cdot}$ identisch verteilt sind. Sei H_1 die Verteilungsfunktion der $\bar{x}_{1i\cdot}$, $i = 1,\ldots, n_1$, und H_2 die Verteilungsfunktion der

$\bar{x}_{2i.}$, $i = 1,\ldots, n_2$, dann ist

$$H_N: H_1 = H_2 \;. \qquad\qquad (3.2.1.3)$$

<u>Tests</u>: Die Nullhypothese der <u>Verlaufs-Identität</u> kann dann mit einem
T-dimensionalen 2-Stichproben-Rangtest überprüft werden. Dazu werden
für jeden Zeitpunkt t die Ränge $1,\ldots$, N vergeben; im Falle von
Bindungen werden gemittelte Ränge verwendet. Unter der Nullhypothese
müssen also die Erwartungswerte der beiden Rang-Mittelwert-Profile

$\underline{\bar{R}}_{1.} = (\bar{R}_{1.1} ,\ldots, \bar{R}_{1.T})$ und $\underline{\bar{R}}_{2.} = (\bar{R}_{2.1} ,\ldots, \bar{R}_{2.T})$ identisch sein.
S_N sei die empirische Rang-Kovarianzmatrix der Gesamtstichprobe. Der
Test basiert dann auf der Prüfgröße

$$L_N^2 = N \, (\underline{\bar{R}}_{1.} - \underline{\bar{R}}_{2.})' \, S_N^{-1} \, (\underline{\bar{R}}_{1.} - \underline{\bar{R}}_{2.}) \;, \qquad\qquad (3.2.1.4)$$

welche unter H_I asymptotisch x_T^2-verteilt ist; vgl. PURI und SEN
(1971). Bei diesem Test brauchen die Daten (pro Zeitpunkt) nur ordinal-
skaliert zu sein.

Zur Überprüfung der Nullhypothese der <u>Verlaufs-Parallelität H_P</u> definiert man wieder die (T-1)-dimensionalen Vektoren der Folgedifferenzen
$\underline{y}_{ki}$ oder der Differenzen zur Ausgangslage (Zuwächse) $\underline{z}_{ki}$; unter H_P sind
deren beide Verteilungsfunktionen G_1 und G_2 identisch. Dann kann man H_P
testen, indem man auf die beiden Stichproben $\underline{y}_{1i}$, $i = 1,\ldots, n_1$,
$\underline{y}_{2i}$, $i = 1,\ldots, n_2$, einen (T-1)-variaten Zwei-Stichproben-Rang-Test
anwendet. Bei diesem Test müssen die Daten metrisches Skalenniveau besitzen, da aus den Rohwerten der Verlaufskurven Differenzen gebildet
werden. Somit bietet dieser Test gegenüber dem T^2-Test nur noch den
Vorteil, daß er auf die Voraussetzung der Normal-Verteilung verzichtet.
Bei ordinal-skalierten, nicht metrischen Daten mit nur wenigen Ausprägungen muß stattdessen das Verfahren der stratifizierten Rangtests angewandt werden; s. Unterabschnitt 3.2.2.

Zur Überprüfung der Nullhypothese der <u>Niveau-Identität</u> H_N wird auf die
beiden Stichproben von Kurvenmittelwerten $\bar{x}_{1i.}$, $i = 1,\ldots, n_1$, und
$\bar{x}_{2i.}$, $i = 1,\ldots, n_2$, ein 2-Stichproben-Rang-Test angewandt.

<u>Permutationstests</u>: Zur Überprüfung der entsprechenden Permutations-
Nullhypothesen können analog Permutationstests durchgeführt werden; als
Teststatistiken können, je nach Skalenqualität der Daten, T^2- oder
Rang-Statistiken gewählt werden.

<u>Simultane univariate Tests</u>: Zur Lokalisation der Zeitpunkte, an denen die Kurven nicht identisch sind, können anstelle des T-variaten Rangtests T <u>simultane</u> 2-Stichproben-Rangtests durchgeführt werden, wobei die Alpha-Adjustierung der Einzeltests gemäß der BONFERRONI-HOLM-Methode durchzuführen ist.

<u>Folgeanalysen</u>: Wie im parametrischen Fall, empfiehlt es sich auch hier, zunächst einen multivariaten Test durchzuführen und, falls dieser zum Niveau α signifikant ist, als Folgeanalyse simultane univariate Tests durchzuführen mit den variierten HOLM-Schranken <u>$\alpha/(T-1)$</u>, $\alpha/(T-1)$, $\alpha/(T-2),\ldots,\alpha/2,\alpha$. - Für die (T-1)-variaten Tests zur Überprüfung der Verlaufs-Parallelität gilt Analoges mit den (T-1) variierten HOLM-Schranken <u>$\alpha/(T-2)$</u>, $\alpha/(T-2)$, $\alpha/(T-3),\ldots,\alpha/2,\alpha$.

<u>Andere Versuchspläne</u>: Dieser Ansatz läßt sich direkt auf den Fall K unabhängiger Stichproben anwenden, indem man die 2-Stichproben-Rangtests durch entsprechende K-Stichproben-Tests ersetzt; vgl. PURI und SEN (1971). Nichtparametrische Ansätze für einen Versuchsplan, der pro Individuum 2 abhängige Faktoren hat, werden bei KOCH (1970) hergeleitet. Die nichtparametrische Analyse für den Plan zweier verbundener Stichproben wird für T = 2 bei STEGIE (1976) und ein Test auf Parallelität allgemein bei LEHMACHER und LIENERT (1982) und KOZIOL et al. (1982) diskutiert.

<u>Literaturhinweise</u>: Rangtests für die Überprüfung der Nullhypothese der Verlaufs-Identität wurden von KOCH (1969), KRÜGER und BUCHTA (1980), FERNER (1981), LEHMACHER (1981a) und KOZIOL et al. (1981) vorgeschlagen. KOZIOL et al. (1981) behandeln zwar nur multivariate Testversionen, geben aber auch Hinweise für die Behandlung fehlender Werte und für Tests gegen gerichtete Alternativen, in dem Sinne, daß für alle T Zeitpunkte $F_1(\lambda_t) \geq F_2(\lambda_t)$ gelten soll; allerdings ist ihre Prüfgröße, die eine gewichtete Summe (über t) der $\bar{R}_{1.t}$ bzw. $(\bar{R}_{1.t}-\bar{R}_{2.t})$ darstellt, schwer interpretierbar, und Tests, die pro Kurve eine charakteristischen Maßzahl wie etwa Fläche unter der Kurve oder Anstieg analysieren, wie in 3.1.4. bzw. 3.2.3.b., dürften in solchen Situationen geeigneter sein. Rangtests für die Überprüfung der Nullhypothese der Profil-Parallelität wurden von BRUNNER (1974) und für T = 2 von BUCK (1975) vorgeschlagen; vgl. dazu ebenfalls KRÜGER und BUCHTA (1980), FERNER (1981) und LEHMACHER (1981a).

<u>Diskussion</u>: Wenn Zweifel an der Annahme einer Normalverteilung der Daten bestehen, sind die Rangtests den parametrischen Tests vorzuziehen, zumal die Macht der Rangtests oft nur geringfügig schlechter ist als die der parametrischen Tests.

Die Tests zur Überprüfung der Verlaufs-Identität setzen nur Ordinalskalenniveau (in jeder der T Dimensionen) voraus. Die Tests zur Überprüfung der Verlaufs-Parallelität gehen von Folgedifferenzen bzw. Differenzen zur Ausgangslage aus; diese benötigen also ein metrisches Skalenniveau, da sonst die Meßwertdifferenzen nicht sinnvoll zu interpretieren sind. Ebenso sind die Tests zur Überprüfung der Niveau-Identität nur bei Daten mit metrischem Skalenniveau anwendbar.

Falls nur ordinales Skalenniveau vorliegt, können nur die Tests für die Verlaufs-Identität angewandt werden. Bei metrischem Skalen-Niveau sind analog dem parametrischen Fall bei Korrelationen über 0,5 wieder Tests vorzuziehen, die auf Meßwertdifferenzen basieren.

3.2.2. Stratifizierte Rangtests

Wenn die Daten kein metrisches, sondern nur noch ordinales Skalenniveau besitzen, kann der Vorwert der Ausgangslage nicht mehr über die
Bildung von Differenzen zur Ausgangslage (Zuwächse) zu einer Adjustie-
rung der Meßwerte herangezogen werden. MAURER (1983) wies darauf hin,
daß stratifizierte Rangtests in dieser Situation sinnvoll angewandt
werden können. Dabei sei vorausgesetzt, daß das Merkmal x nur endlich
viele Ausprägungen A_1 ,..., A_k ,..., A_K annehmen kann, wobei dann
$A_1 < .. < A_k < .. < A_K$ gilt.

Die N Individuen können nun danach eingeteilt werden, welche Ausprägung
sie in der Ausgangslage haben:

$$
\begin{array}{l|ccccc|c}
& \multicolumn{5}{c|}{\text{Ausprägung bei } t = 1} & \\
& A_1 & . \;\; . & A_k & . \;\; . & A_K & \\
\hline
\text{1. Stichprobe} & n_{11} & . \;\; . & n_{1k} & . \;\; . & n_{1K} & n_1 \\
\hline
\text{2. Stichprobe} & n_{21} & . \;\; . & n_{2k} & . \;\; . & n_{2K} & n_2 \\
\hline
& N_1 & . \;\; . & N_k & . \;\; . & N_K & N
\end{array}
$$

Mit den n_{1k} und n_{2k} Individuen, die in der Ausgangslage den Wert A_k
hatten, kann man zu jedem Folgezeitpunkt t, t = 2,..., T, einen
2-Stichproben-Rang-Test durchführen (falls $n_{1k} \geq 1$ und $n_{2k} \geq 1$ ist);
die entsprechende Prüfgröße sei bezeichnet mit $W_k^{(t)}$. Wenn $W_k^{(t)}$ derart
normiert und standardisiert ist, daß es (asymptotisch) nach einer
Standardnormal-Verteilung beurteilt werden kann, kann man die K
Prüfgrößen $W_k^{(t)}$ zusammenfassen gemäß

$$ W^{(t)} := 1/\sqrt{K} \; \sum_{k=1}^{K} W_k^{(t)} . \tag{3.2.2.1} $$

Falls für ein $k \sqrt{n_{1k}}$ und n_{2k} zu klein sind, verzichtet man bei der
Summierung auf den Summenden $W_k^{(t)}$.

Damit kann für einen Zeitpunkt t ($\geq$ 2) die Nullhypothese, daß alle
Veränderungen von der Ausgangslage (t=1) in beiden Stichproben mit
gleichen Wahrscheinlichkeiten vorkommen, über diese Prüfgröße $W^{(t)}$
(asymptotisch) nach einer Standardnormal-Verteilung getestet werden.
Man berechnet also stratifiziert nach den K Ausgangslagen K Rang-
Statistiken, die man dann zu einer Summenstatistik zusammenfaßt.

MAURER (1983) gibt noch andere Möglichkeiten an, gewichtete Mittel aus diesen Einzelprüfgrößen $W_k^{(t)}$ zu bilden; er diskutiert auch den Zusammenhang dieser Tests mit einem Überlegenheitsmaß. Stratifizierte Rangtests sind auch bei LEHMANN (1975) und LIENERT (1973) beschrieben.

<u>Simultane Tests</u>: Hat man insgesamt T Zeitpunkte, kann man die T-1 entsprechenden Tests für die Zeitpunkte t = 2, ..., T zu einer multiplen Testprozedur zusammenfassen, indem man die HOLM-Prozedur mit den Schranken $\alpha/(T-1)$, $\alpha/(T-2)$,..., $\alpha/2$, α anwendet

<u>Diskussion</u>: Während bei metrischen Meßskalen oft Verfahren die Methode der Wahl sind, die auf Differenzen der Meßwerte zur Ausgangslage basieren, ist dies bei ordinalen Daten nicht sinnvoll anwendbar, da Veränderungen um einen bestimmten Score-Wert verschiedene Bedeutung haben, je nachdem, ob sie von einem hohen oder niedrigen Ausgangswert ausgehen. Bei geringer intraindividueller Variabilität und bei unbalancierter Ausgangslage können diese stratifizierten Rang-Tests ein klareres Testergebnis liefern als unstratifizierte Rang-Tests, die direkt auf die $n_1 + n_2$ Meßwerte angewandt werden. Voraussetzung für die praktische Anwendbarkeit dieses Ansatzes ist, daß in der Ausgangslage nur relativ wenige der Ausprägungen A_k vorkommen, damit die Stichprobenumfänge n_{1k} und n_{2k} für die Anwendung der asymptotischen Beurteilung nach einer Normalverteilung hinreichend groß sind. Gegebenenfalls muß man sonst Ausprägungen zusammenfassen bzw. auf ihre Berücksichtigung bei der Summation verzichten.

3.2.3. Orthogonale Kontraste und Kurvencharakteristika

3.2.3.a. Orthogonale Kontraste

Hierbei verfährt man analog wie im Unterabschnitt 3.1.3.: Man berechnet
zu jeder Verlaufskurve die orthogonalen Kontraste und vergleicht hier
mit Hilfe nichtparametrischer Tests, ob diese Kontraste in den beiden
Stichproben identisch verteilt sind.

Modell: Wir gehen wieder vom multivariaten 2-Stichproben-Modell aus:
Die beiden Stichproben von Verlaufskurven $\underline{x}_{1i} = (x_{1i1}, \ldots, x_{1iT})$,
$i = 1, \ldots, n_1$, und $\underline{x}_{2i} = (x_{2i1}, \ldots, x_{2iT})$, $i = 1, \ldots, n_2$, seien
verteilt nach den (beliebigen) Verteilungsfunktionen F_1 und F_2 .
Zunächst seien auch hier äquidistante Zeitpunkte vorausgesetzt.

Hypothesen: Die Trendhypothesen können in folgender (nichtparametrischer) Form definiert werden, indem die Identität der Verteilung des
s-ten (polynomialen) Trends bzw. der Identität des s-ten orthogonalen
Kontrastes in beiden Stichproben verlangt wird; x ~ y bedeutet, daß
zwei Zufallsvariable x und y identisch verteilt sind. Somit ergibt sich

für s = 0 die Nullhypothese der Identität des Niveaus

$$H^{(0)} : \underline{f}'_0 \underline{x}_{1i} \sim \underline{f}'_0 \underline{x}_{2i} \quad \text{bzw.} \quad \sum_{t=1}^{T} x_{1it} \sim \sum_{t=1}^{T} x_{2it} , \qquad (3.2.3.1)$$

für s = 1 die Nullhypothese der Identität des linearen Trends

$$H^{(1)} : \underline{f}'_1 \underline{x}_{1i} \sim \underline{f}'_1 \underline{x}_{2i} \quad \text{bzw.} \quad \sum_{t=1}^{T} f_{1t} x_{1it} \sim \sum_{t=1}^{T} f_{1t} x_{2it} , \qquad (3.2.3.2)$$

u.s.w. allgemein für s = 0,..., T-1 die Nullhypothese der Identität des
s-ten (polynomialen) Trends:

$$H^{(s)} : \underline{f}'_s \underline{x}_{1i} \sim \underline{f}'_s \underline{x}_{2i} \quad \text{bzw.} \quad \sum_{t=1}^{T} f_{st} x_{1it} \sim \sum_{t=1}^{T} f_{st} x_{2it} . \qquad (3.2.3.3)$$

Tests: Für die s-te Trendhypothese lassen sich nun Tests dadurch herleiten, daß man für jede Verlaufskurve $\underline{x}_{ki}$ den s-ten nicht-normierten
orthogonalen Kontrast

$$b^{(s)}_{ki} = \underline{f}'_s \underline{x}_{ki} \qquad (3.2.3.4)$$

$$= \sum_{t=1}^{T} f_{st} \, x_{kit}$$

berechnet.

Unter der Nullhypothese $H^{(s)}$ der Identität des s-ten polynomialen Trends sind die $b_{1i}^{(s)}$, $i = 1, \ldots, n_1$, und die $b_{2i}^{(s)}$, $i = 1, \ldots, n_2$, identisch verteilt, und $H^{(s)}$ läßt sich testen, indem man auf die $b_{ki}^{(s)}$ einen 2-Stichproben-Rangtest (z.B. einen WILCOXON- oder Median-Test) anwendet.

<u>Nicht-äquidistante Zeitpunkte</u>: Wenn die Zeitpunkte $z_1, \ldots, z_T$, die den Verlaufskurven $\underline{x}_{ki}$ zugrunde liegen, nicht äquidistant sind, muß man die Werte $f_s(z_t)$ des s-ten orthogonalen Polynom erst berechnen; s. dazu die Literaturhinweise in Abschnitt 3.1.3. Dann berechnet man mit diesen Werten den s-ten <u>orthogonalen Kontrast</u> gemäß

$$b_{ki}^{(s)} = \sum_{t=1}^{T} f_s(z_t) \, x_{kit} \qquad\qquad (3.2.3.5)$$

und vergleicht diese Kontraste wieder mit einem 2-Stichproben-Rangtest.

<u>Das Testen mehrerer Trendhypothesen</u>: Will man mehrere der T Trend-hypothesen testen, geht man analog dem parametrischen Fall vor: Man kann r Trendhypothesen gleichzeitig testen, indem man die Tests zu einem r-variaten 2-Stichproben-Rangtest zusammenfaßt. Man kann auch r simultane univariate Tests durchführen, deren Einzelschranken nach der BONFERRONI-HOLM-Methode gewählt werden. Die Kombination des r-variaten Tests und der r simultanen univariaten Tests als Folgeanalyse geschieht zweckmäßigerweise gemäß der Variante der HOLM-Prozedur mit den r se-quentiellen Schranken $\underline{\alpha/(r-1)}$, $\alpha/(r-1)$, $\alpha/(r-2), \ldots, \alpha/2, \alpha$.

<u>K-Stichproben</u>: Im Falle K unabhängiger Stichproben verfährt man analog, indem man die orthogonalen Kontraste berechnet und diese dann mit einem K-Stichproben-Rangtest (wie etwa dem KRUSKAL-WALLIS-Test) vergleicht.

<u>Literatur</u>: KRAUTH (1973) schlug vor, Polynome anzupassen und deren Koeffizienten mit multivariaten Rangtests zu vergleichen. Die Methode des nichtparametrischen Trendvergleichs mit Hilfe der orthogonalen Polynome wurde von GOSH, GRIZZLE und SEN (1973) und KRAUTH (1980) vor-geschlagen.

3.2.3.b. Auswahl geeigneter Kurvencharakteristika

Alle Kurvencharakteristika, die im Unterabschnitt 3.1.4 vorgeschlagen
wurden, können ebenfalls mit nichtparametrischen Tests verglichen werden; dabei ist natürlich zu beachten, daß bei nicht-metrischen Daten
viele Maßzahlen nicht gebildet werden können bzw. nicht interpretierbar
sind. Vergleicht man mehrere Charakteristika, kann man einen r-dimen-
sionalen 2-Stichproben-Rangtest anwenden oder r simultane univariate
2-Stichproben-Rangtest gemäß der BONFERRONI-HOLM-Methoden durchführen.
Die Kombination des multivariaten Tests und der r simultanen Einzel-
tests kann dann gemäß der Variante der HOLM-Methode erfolgen; vgl. 5.e.
Hier gelten die gleichen Empfehlungen bzgl. der Reduktion der Zeitpunkte und der Auswahl der Kurvencharakteristika, die im entsprechenden
Unterabschnitt 3.1.4 für die parametrischen Tests aufgestellt wurden.

Für den Fall, daß man keine geeigneten Charakteristika extrahieren kann
und somit die Rohwerte der Verlaufskurven selbst analysieren will, ist
meist (d.h. bei Korrelationen über 0,5) der Test auf Verlaufs-Parallelität über den Vergleich der T-1 Differenzen zur Ausgangslage das Verfahren der Wahl; ist die Skalenqualität jedoch nur ordinal und nicht
metrisch, muß auf den Test der Verlaufs-Identität über den Vergleich
der T Rohwerte rekurriert werden. Ein Ausweg besteht dann unter Um-
ständen noch in der Anwendung stratifizierter Rangtests; vgl. Unterabschnitt 3.2.2.

3.2.4. Verfahren mit Intra-Kurven-Rangzuweisung

Im Falle nur einer Stichprobe von Verlaufskurven, also im Versuchsplan der randomisierten Blöcke (Randomized Block Design), existieren mehrere Rangtestverfahren, die von einer Rangzuweisung innerhalb jeder Verlaufskurve (bzw. jeden Blocks) ausgehen. Diese Methode der Intra-Kurven-Rangzuweisung, die für jede der N Kurven jeweils die Ränge 1,..., T vergibt, nennt man nach FRIEDMAN (1937) auch N-Ranking-Methode. Von den zahlreichen Rangtests, die im Ein-Stichproben-Plan auf dieser Rangvergabe basieren, seien hier nur der bekannte FRIEDMAN-Test oder der ANDERSON-KANNEMANN-Test erwähnt.

Durch die Intra-Kurven-Rangzuweisung werden (zufällige oder feste) Niveau-Unterschiede zwischen den Kurven ausgeschaltet. Weiter wird bei diesen Verfahren nur Ordinalskalenniveau der Meßwerte innerhalb der Kurven verlangt; Meßwerte aus verschiedenen Kurven brauchen nicht vergleichbar zu sein. Diese Eigenschaften machen die N-Ranking-Methoden auch für viele Analysen von Verlaufskurven interessant.

Somit ist es naheliegend, Verfahren mit Intra-Kurven-Rangzuweisung auch für den Versuchsplan zweier unabhängiger Stichproben von Verlaufskurven (Split-Plot-Design) anzuwenden. In diesem Unterabschnitt werden entsprechende Zwei-Stichproben-Versionen des FRIEDMAN- und des ANDERSON-KANNEMANN-Tests (LEHMACHER und WALL, 1978, und LEHMACHER, 1979) vorgestellt; weitere, von KRAUTH (1973) und IMMICH und SONNEMANN (1974) vorgeschlagene Verfahren, die auch von einer Intra-Kurven-Rangzuweisung ausgehen, werden im folgenden Unterabschnitt über Klassifikationsverfahren behandelt.

3.2.4.a. 2-Stichproben-Version des FRIEDMAN-Tests

Hierbei wird jede der N Verlaufskurven in sich rangtransformiert. Sei $\underline{R}_{ki} = (R_{ki1} , \ldots , R_{kit} , \ldots , R_{kiT})$ die <u>Rangtransformierte</u> der ki-ten Verlaufskurve $\underline{x}_{ki}$. Falls keine Bindungen vorliegen, sind die N Rangtransformierten Permutationen der Zahlen $1, \ldots , T$; im Falle von Bindungen werden gemittelte Ränge (Midranks) vergeben.

Tab. 3.3: FRIEDMAN-Tafeln der beiden Stichproben

$$
\begin{array}{ccc}
 & \text{Zeitpunkt} & \\
1 \quad . \; . \quad t & & . \; . \quad T \\[4pt]
R_{111} \; . \; . \; R_{11t} \; . \; . \; R_{11T} \\
. \qquad\quad . \qquad\quad . \\
. \qquad\quad . \qquad\quad . \\
R_{1i1} \; . \; . \; R_{1it} \; . \; . \; R_{1iT} \\
. \qquad\quad . \qquad\quad . \\
. \qquad\quad . \qquad\quad . \\
R_{1n_1 1} . \; . \; R_{1n_1 t} . \; . \; R_{1n_1 T} \\[4pt]
\bar{R}_{1.1} \qquad \bar{R}_{1.t} \qquad \bar{R}_{1.T}
\end{array}
\qquad\qquad
\begin{array}{ccc}
 & \text{Zeitpunkt} & \\
1 \quad . \; . \quad t & & . \; . \quad T \\[4pt]
R_{211} \; . \; . \; R_{21t} \; . \; . \; R_{21T} \\
. \qquad\quad . \qquad\quad . \\
. \qquad\quad . \qquad\quad . \\
R_{2i1} \; . \; . \; R_{2it} \; . \; . \; R_{2iT} \\
. \qquad\quad . \qquad\quad . \\
. \qquad\quad . \qquad\quad . \\
R_{2n_2 1} . \; . \; R_{2n_2 t} . \; . \; R_{2n_2 T} \\[4pt]
\bar{R}_{2.1} \qquad \bar{R}_{2.t} \qquad \bar{R}_{2.T}
\end{array}
$$

<u>Hypothesen</u>: Wenn F_{R1} bzw. F_{R2} die Verteilungsfunktionen der Rangtransformierten $\underline{R}_{1i}$ bzw. $\underline{R}_{2i}$ bezeichnen, dann wird die Nullhypothese H_R der <u>Rang-Verlaufs-Identität</u>, die besagt, daß die Rangtransformierten in beiden Stichproben identisch verteilt sind, definiert durch:

$$H_R: \quad F_{R1} = F_{R2} \; . \tag{3.2.4.1}$$

Es ist unmittelbar klar, daß die Nullhypothese der Verlaufs-Parallelität H_P die Nullhypothese der Rang-Verlaufs-Identität H_R impliziert; die Umkehrung gilt nicht.

<u>Tests</u>: Seien die <u>FRIEDMAN-Rangsummen</u> definiert durch

$$\underline{R}_{k.} := (R_{k.1} , \ldots , R_{k.t} , \ldots , R_{k.T}) , \quad k = 1, 2 , \text{ mit} \tag{3.2.4.2}$$

$$R_{k.t} := \sum_{i=1}^{n_k} R_{kit} , \quad t = 1, \ldots , T ,$$

und entsprechend die <u>gemittelten FRIEDMAN-Rangsummen</u> durch

$$\underline{\bar{R}}_{k.} := (\bar{R}_{k.1} \,,\ldots,\, \bar{R}_{k.t} \,,\ldots,\, \bar{R}_{k.T}) \,, \text{ mit} \qquad\qquad (3.2.4.3)$$

$$\bar{R}_{k.t} := R_{k.t}/n_k \,.$$

Unter H_R gilt, daß die beiden gemittelten Rangsummen identischen Erwartungswert haben:

$$E(\underline{\bar{R}}_{1.}) = E(\underline{\bar{R}}_{2.}) \,. \qquad\qquad (3.2.4.4)$$

Dies läßt sich mit folgender Prüfgröße testen:

$$F_N := \frac{n_1 n_2}{N} (\underline{\bar{R}}_{1.} - \underline{\bar{R}}_{2.}) \, S_N^{-1} \, (\underline{\bar{R}}_{1.} - \underline{\bar{R}}_{2.}) \,, \qquad\qquad (3.2.4.5)$$

wobei S_N^{-1} die MOORE-PENROSE-Inverse der empirischen Kovarianzmatrix S_N ist mit den Elementen

$$s_{st} := 1/(N-1) \sum_{k=1}^{2} \sum_{i=1}^{n_k} (R_{kis} - \bar{R}_{..s})(R_{kit} - \bar{R}_{..t}) \,. \qquad\qquad (3.2.4.6)$$

Unter H_R ist F_N asymptotisch x^2-verteilt mit (maximal) $T-1$ Freiheitsgraden; vgl. LEHMACHER (1979). Eine weitere Approximation ergibt sich, wenn auf die beiden Stichproben von Rangtransformierten $\underline{R}_{1i}$, $i = 1$, ..., n_1, und $\underline{R}_{21}$, $i = 1, \ldots, n_2$, ein T^2-Test angewandt wird; da die Kovarianzmatrix S_N höchstens den Rang $T-1$ haben kann, muß dabei eine Dimension gestrichen werden bzw. eine T^2-Test-Variante benutzt werden, die die Singularität von S_N auffängt und die entsprechende Dimensionsreduktion durchführt. Da solche T^2-Tests in den gängigen Statistik-Programmsystemen enthalten sind, ist diese Testvariante für den Anwender technisch wesentlich einfacher durchzuführen als die x^2-Approximation.

<u>Simultane univariate Tests</u>: Zur Lokalisation der Zeitpunkte, an denen die Rangtransformierten nicht identisch sind, können anstelle des obigen T-variaten Tests T <u>simultane</u> 2-Stichproben-Tests durchgeführt werden. Diese basieren auf den Prüfgrößen

$$F_{Nt} = \sqrt{\frac{n_1 n_2}{N}} \, (\bar{R}_{1.t} - \bar{R}_{2.t})/s_{tt} \,, \qquad\qquad (3.2.4.7)$$

welche unter der Nullhypothese asymptotisch standard-normalverteilt sind; vgl. LEHMACHER und WALL (1978). Eine weitere Approximation ergibt

sich durch die Anwendung des t-Tests auf die beiden Stichproben von
Rängen R_{1it} , $i = 1,\ldots, n_1$, und R_{2it} , $i = 1,\ldots, n_2$.

Dabei ist die Alpha-Adjustierung der T Einzeltests gemäß der modifizierten HOLM-Methode durchzuführen mit den Schranken:

$$\alpha/T, \quad \underline{\alpha/(T-2)}, \quad \alpha/(T-2), \quad \alpha/(T-3),\ldots, \quad \alpha/2, \quad \alpha \ . \qquad (3.2.4.8)$$

Die Modifikation der 2. HOLM-Schranke von $\alpha/(T-1)$ zu $\underline{\alpha/(T-2)}$ ergibt
aufgrund der Tatsache, daß aus der Gültigkeit von T-1 Einzel-Hypothesen
die Gültigkeit der Global-Hypothese der Rang-Verlaufs-Identität folgt.

<u>Folgeanalysen</u>: Der multivariate Test und die T univariaten Tests lassen
sich folgendermaßen zu einer Prozedur verbinden: Zunächst führt man den
multivariaten Test basierend auf der Prüfgröße F_N zum Niveau α durch.
Bei signifikantem Ausgang kann man als Folgeanalyse zur Identifikation
der Zeitpunkte, bei denen Unterschiede existieren, die T Einzeltests
gemäß dem HOLM-Verfahren mit den <u>variierten</u> Einzelschranken

$$\underline{\alpha/(T-2)}, \quad \underline{\alpha/(T-2)}, \quad \alpha/(T-2), \quad \alpha/(T-3), \quad \ldots, \quad \alpha/2, \quad \alpha \ . \qquad (3.2.4.9)$$

durchführen. Diese Prozedur hält das multiple Niveau α ein; der Beweis
ergibt sich aus dem Abschlußtest-Prinzip und Ausnutzung der Tatsache,
daß der Schnitt von jeweils T-1 Einzel-Hypothesen der Identität des
t-ten Rangerwartungswertes bereits die Globalhypothese ergeben. Eine
entprechende Prozedur für den üblichen FRIEDMAN-Test wurde bereits von
REMMERS (1984) und REMMERS, SCHULZ und LEHMACHER (1987) eingeführt.

<u>Trendtests</u>: Auch für die Rang-Verläufe lassen sich wieder Trendhypo-
thesen bzgl. der Identität des monotonen, quadratischen, kubischen
usw. Trends aufstellen. Im 1-Stichproben-Fall wird noch gelegentlich
die Methode von FERGUSON (1965) zur nichtparametrische Trendanalyse in
randomisierten Blöcken angewandt; diese Ansatz beruht darauf, daß die
orthogonalen Kontraste der Rangreihen über KENDALL's τ analysiert
werden. Dabei werden aber statt der Koeffizienten des Kontrastvektors
deren Ränge in die Analyse einbezogen. Der größte Nachteil der
FERGUSON-Methode ist es, daß dadurch veränderte Kontraste analysiert
werden, die nicht mehr orthogonal sind.

Deshalb soll hier davon abgesehen werden, die FERGUSON-Methode auf den
2-Stichproben-Fall zu übertragen; stattdessen wird hier vorgeschlagen,
die Rangtransformierten wie in Abschnitt 3.1.3 zu analysieren: Die

<u>Nullhypothese des s-ten (polynomialen) Rangtrends</u> $s = 1, \ldots, T-1$ wird definiert durch

$$H_R^{(s)} := \underline{f}_s' \, \underline{R}_{1i} = \underline{f}_s' \, \underline{R}_{2i} \quad \text{bzw.} \quad \sum_{t=1}^{T} f_{st} \, R_{1it} = \sum_{t=1}^{T} f_{st} \, R_{2it} \qquad (3.2.4.10)$$

(Der 0-te Kontrast ist stets $\underline{f}_o' \, \underline{R}_{ki} = (T+1)/2$ und wird hier nicht untersucht). Die s-te Rangtrendhypothese wird dann getestet, indem für jede Rangtransformierte $\underline{R}_{ki}$ der s-te nicht-normierte <u>orthogonale Kontrast</u>

$$c_{ki}^{(s)} = \underline{f}_s' \, \underline{R}_{ki} = \sum_{t=1}^{T} f_{st} \, R_{kit} \qquad (3.2.4.11)$$

berechnet wird und die beiden Stichproben $c_{1i}^{(s)}$, $i=1, \ldots, n_1$ und $c_{2i}^{(s)}$, $i=1, \ldots, n_2$ mit einem 2-Stichproben-Rangtest oder näherungsweise mit einem t-Test verglichen werden.

<u>K Stichproben</u>: Dieser Ansatz läßt sich unmittelbar auf den Fall K unabhängiger Stichproben übertragen; vgl. LEHMACHER und WALL (1978) für die simultanen Tests und LEHMACHER (1979) für den multivariaten Test.

<u>Andere Anwendungen</u>: Diese Verfahren sind nicht nur bei 2 Stichproben von Verlaufskurven, sondern allgemein immer dann anwendbar, wenn zwei Stichproben von Rangreihen auf Profil-Identität untersucht werden sollen. Eine Anwendung auf den Vergleich des <u>Rangpräferenzverhaltens</u> bei 2 Stichproben von Urteilern bzgl. ihrer Rangvergabe für T Objekte wird bei WOLFRUM und LEHMACHER (1987) diskutiert.

<u>Diskussion</u>: Die hier vorgeschlagene Variante des multivariaten Tests über einen T^2-Test erlaubt mit Hilfe von Standard-Software eine einfachere Anwendung als die ursprünglich vorgeschlagene x^2-Approximation. Die Anwendung der Variante der HOLM-Prozedur bringt meist deutliche Verbesserungen gegenüber der allgemeinen HOLM-Prozedur.

Durch die Intra-Kurven-Rangvergabe werden bei den N-Ranking-Methoden eventuell vorhandene zufällige oder feste Niveau-Effekte eliminiert. Andererseits bedeutet diese Art der Rangvergabe einen großen Informationsverlust, da nur noch der Rangplatz innerhalb einer Verlaufskurve zur Verfügung steht. Somit können mit diesen FRIEDMAN-Verfahren Abweichungen von der Verlaufs-Parallelität, die durch die Intra-Kurven-Rangtransformation nicht zu einer Abweichung von der Rang-Verlaufs-Identität führen, nicht erkannt werden: Sind z.B. in beiden Stichproben alle Kurven monoton ansteigend, aber die Kurven der 1. Stich-

probe weniger stark als diejenigen der 2. Stichprobe, dann werden
allen Kurven die Ränge in der Folge 1,...,T zugeordnet; trotz Nichtparallelität der Ursprungskurven sind hier die Rangverläufe identisch,
und somit kann ein FRIEDMAN-Verfahren diesen Unterschied zwischen den
Verläufen nicht entdecken.

In den meisten praktischen Anwendungen dürften deshalb die Verfahren,
die Meßwertdifferenzen (z.B. T-1 Differenzen zur Ausgangslage oder T-1
Folgedifferenzen) bilden und diese dann mit einem multivariaten
2-Stichproben-Rangtest vergleichen (s. dazu Unterabschnitt 3.2.1), den
FRIEDMAN-Verfahren beim Nachweis von Nichtparallelität der Verläufe
vorzuziehen sein. Andererseits verlangen diese Verfahren wegen der
Bildung von Meßwertdifferenzen metrisches Skalenniveaus.

Somit läßt sich zusammenfassend sagen: Der Einsatz der FRIEDMAN-
Verfahren ist nur dann angebracht, wenn die Rangtransformierten noch
die relevante Information der Verlaufskurven enthalten; dies kann der
Fall sein bei einigen "groben" Arten des Verlaufsunterschieds, wie etwa monoton steigend gegen monoten fallend oder u-förmig gegen n-förmig.
Sonst wird man die FRIEDMAN-Verfahren nur anwenden, wenn die Skalenqualität der Meßwerte nur ordinales Niveau innerhalb jeder Verlaufskurve hat.

3.2.4.b. 2-Stichproben-Version des ANDERSON-KANNEMANN-Tests

Hierbei wird wieder von den Rangtransformierten $\underline{R}_{ki}$ ausgegangen, wobei vorausgesetzt wird, daß keine der $N = n_1 + n_2$ Rangtransformierten Bindungen enthält. Dann wird zu jeder der beiden Stichproben von Verlaufskurven eine <u>Inzidenzmatrix</u> $\underline{D}_k$ aufgestellt, deren Elemente D_{kst} angeben, wie oft in der k-ten Stichprobe der Rang s auf den Zeitpunkt t fällt, $k = 1,2$, $s,t = 1,\ldots, T$. Offensichtlich gilt $0 \leq D_{kst} \leq n_k$ und $D_{k.t} = D_{ks.} = n_k$.

Tab. 3.4: Inzidenzmatrizen des ANDERSON-KANNEMANN-Tests

	Zeitpunkt					Zeitpunkt		
	1	. . t . .	T			1	. . t . .	T
Rang 1	D_{111}	D_{11t}	D_{11T}		Rang 1	D_{211}	D_{21t}	D_{21T}
.					.			
.					.			
s	D_{1s1}	D_{1st}	D_{1sT}		s	D_{2s1}	D_{2st}	D_{2sT}
.					.			
.					.			
T	D_{1T1}	D_{1Tt}	D_{1TT}		T	D_{2T1}	D_{2Tt}	D_{2TT}

Im Einstichproben-Fall (Randomized block design) wurde die Analyse der Inzidenzmatrix als Alternative zum bekannten FRIEDMAN-Test vorgeschlagen; vgl. dazu die Literaturangaben. Somit lag es nahe, Mehrstichproben-Versionen dieses Ansatzes für die den Vergleich von Verlaufskurven zu entwickeln (LEHMACHER und WALL, 1978).

<u>Hypothesen</u>: P_{kst} sei die Wahrscheinlichkeit, daß in der k-ten Stichprobe im Zeitpunkt t der Rang s auftritt:

$$P_{kst} = P \{R_{kit} = s\} .$$

Die Nullhypothese H_{AK} der <u>Identität der Inzidenzwahrscheinlichkeiten</u> ist dann definiert durch

$$H_{AK}: P_{1st} = P_{2st} , \quad s, t = 1,\ldots, T. \tag{3.2.4.12}$$

Die entsprechende Elementar-Hypothese $H_{AK(st)}$ der Identität des Elements (st) der Inzidenzmatrix ist dann definiert durch

$$H_{AK(st)}: \quad p_{1st} = p_{2st} \quad \text{bzw.} \quad E(D_{1st}/n_1) = E(D_{2st}/n_2). \qquad (3.2.4.13)$$

Die Nullhypothese der Verlaufs-Parallelität H_P impliziert die Nullhypothese der Identität H_{AK} der Inzidenzwahrscheinlichkeiten, und diese wiederum impliziert die Nullhypothese H_R der Rangverlaufs-Identität; die Umkehrungen gelten auch hier nicht.

<u>Tests</u>: Die Elementar-Hypothese $p_{1st} = p_{2st}$ kann durch einen Vierfeldertest mit $a = D_{1st}$, $b = n_1 - D_{1st}$, $c = D_{2st}$ und $d = n_2 - D_{2st}$ getestet werden.

D_{1st}	$n_1 - D_{1st}$	n_1
D_{2st}	$n_2 - D_{2st}$	n_2
$D_{.st}$	$N - D_{.st}$	N

Finit ist D_{1st} hypergeometrisch verteilt. Vertafelungen der exakten Verteilung von Vierfeldertafeln finden sich etwa in KRÜGER, LEHMACHER und WALL (1980). Der asymptotische Test basiert auf der Prüfgröße

$$Z_{st} = \sqrt{(N-1)} \; \frac{D_{1st}(n_2 - D_{2st}) - (n_1 - D_{1st})D_{2st}}{(n_1 n_2 D_{.st}(N - D_{.st}))^{1/2}}, \qquad (3.2.4.14)$$

welche gemäß einer Standard-Normal-Verteilung beurteilt wird. Diese Tests für die Elementar-Hypothesen wurden von LEHMACHER und WALL (1978) vorgeschlagen.

Die globale Nullhypothese H_{AK} läßt sich folgendermaßen testen: Sei $d_{st} = D_{1st}/n_1 - D_{2st}/n_2$, und $\underline{d}_N$ der T^2-dimensionale Vektor der Elemente d_{st}. Sei S_N die empirische $(T^2 \times T^2)$-Kovarianzmatrix von $\underline{d}_N$ und S_N^{-1} deren MOORE-PENROSE-Inverse. Dann läßt sich H_{AK} asymptotisch testen, indem die Prüfgröße

$$X_{AK}^2 := \frac{n_1 n_2}{N} \; \underline{d}_N' \; S_N^{-1} \; \underline{d}_N \qquad (3.2.4.15)$$

gemäß einer x^2-Verteilung mit $(T-1)^2$ Freiheitsgraden beurteilt wird.

Eine weitere Approximation ergibt sich, wenn auf die beiden Stichproben von T^2-dimensionalen <u>Inzidenzvektoren</u>

$$\underline{a}_{ki} := (a_{ki11} \cdot \cdot a_{k1t} \cdot \cdot a_{ki1T}, \ldots, a_{kiT1} \cdot \cdot a_{kiTt} \cdot \cdot a_{kiTT}), \qquad (3.2.4.16)$$

$$k = 1,2, \quad i = 1, \ldots, n_k, \quad \text{mit}$$

$$a_{kist} := 1 \text{ falls } R_{kit} = s \text{ und } a_{kst} = 0 \text{ sonst,}$$

ein T^2-Test angewandt wird; da die Kovarianzmatrix höchstens den Rang $(T-1)^2$ haben kann, müssen dabei entweder die Elemente a_{kist} aus $\underline{a}_{ki}$ mit $s = T$ oder $t = T$ gestrichen werden oder es muß eine T^2-Test-Variante benutzt werden, die die Singularitäten von S_N auffängt und die entsprechende Dimensionsreduktion durchführt. Da solche T^2-Tests in den gängigen Statistik-Programmsystemen enthalten sind, ist diese Testvariante für den Anwender technisch einfacher durchzuführen.

<u>Simultane univariate Tests</u>: Da für die Inzidenzwahrscheinlichkeiten stets $p_{k.t} = p_{k.s} = 1$ gilt, ist der Verband, der durch die Elementar-Hypothesen erzeugt wird, redundant: Sind $m \geq T^2-3$ Elementar-Hypothesen richtig, so müssen auch die restlichen T^2-m Elementar-Hypothesen und somit die Global-Hypothese H_{AK} richtig sein.

Ebenso läßt sich zeigen, daß auch bei Gültigkeit von $m = T-5$ Elementar-Hypothesen noch mindestens eine weitere richtig ist. Somit ergibt sich in Analogie zu HOMMEL, LEHMACHER und PERLI (1985) folgende <u>modifizierten</u> HOLM-Prozedur mit den sequentiellen Schranken

$$\alpha/T^2, \ \underline{\alpha/(T^2-4)}, \ \underline{\alpha/(T^2-4)}, \ \underline{\alpha/(T^2-4)}, \ \alpha/(T^2-4),$$

$$\underline{\alpha/(T^2-6)}, \ \alpha/(T^2-6), \ \alpha/(T^2-7), \ldots, \alpha/2, \ \alpha \ .$$

<u>Folgeanalyse</u>: Nach einem signifikanten multivariaten Test über X^2_{AK} oder über den T^2-Test können in einer Folgeanalyse die Elementar-Hypothesen geprüft werden mit den <u>variierten</u> HOLM-Schranken

$$\underline{\alpha/T^2-4)}, \ \underline{\alpha/(T^2-4)}, \ \underline{\alpha/(T^2-4)}, \ \underline{\alpha/(T^2-4)}, \ \alpha/(T^2-4),$$

$$\underline{\alpha/(T^2-6)}, \ \alpha/(T^2-6), \ \alpha/(T^2-7), \ldots, \alpha/2, \ \alpha \ .$$

<u>K Stichproben</u>: Der Ansatz des Testens einer Elementar-Hypothese läßt sich unmittelbar auf den Fall K unabhängiger Stichproben übertragen, indem entsprechende 2xK-Felder-Tests angewandt werden; vgl. LEHMACHER und WALL (1978). Multivariate Testversionen scheinen noch zu fehlen.

<u>Andere Anwendungen</u>: Ursprünglich schlug ANDERSON (1959) seinen Test als Analyse von Rangpräferenzen vor; vgl. dazu auch WINER (1971). Ebenso ist im 2-Stichprobenfall der Vergleich zweier Inzidenzmatrizen nicht nur bei Verlaufskurven, sondern allgemein immer dann anwendbar, wenn zwei Stichproben von Rangreihen auf Identität untersucht werden sollen. Eine Anwendung auf den Vergleich von <u>Rang-Präferenz-Entschei-</u><u>dungen</u> bei zwei Stichproben von Urteilern bzgl. ihrer Rangvergabe für T Objekte wird in WOLFRUM und LEHMACHER (1987) diskutiert.

<u>Literatur</u>: Der ANDERSON-KANNEMANN-Test hat auch im Ein-Stichproben-Fall - außer bei WINER (1971), S. 849 - noch keinen Eingang in die Lehrbuchliteratur gefunden; deshalb werden hier einige Hinweise auf die Originalliteratur gegeben: Die asymptotischen Testversionen wurden von ANDERSON (1959) zur Rang-Präferenz-Analyse und erneut von KANNEMANN (1976) als Alternative zum FRIEDMAN-Test vorgeschlagen; zu Korrekturen zur Arbeit von KANNEMANN siehe SCHACH (1976). Asymptotische Güteeigenschaften wurden von SCHACH (1979) untersucht. Die finite Verteilung wurde von KÜCHENHOFF und LEHMACHER (1983, 1985) hergeleitet und vertafelt. Für den 2- und K-Stichproben-Fall wurde der simultane Vergleich über T^2 simultane Vierfelder-Tests von LEHMACHER und WALL (1978) vorgeschlagen.

<u>Diskussion</u>: Multivariate Versionen, die bisher noch zu fehlen scheinen, sind oben angegeben. Die T^2-Test-Variante kann rechentechnisch recht einfach mit Standard-Software realisiert werden. Die Kombination des multivariaten Tests mit den simultanen univariaten Tests über die Variante der HOLM-Prozedur macht nun auch die 2-Stichproben-Version des ANDERSON-KANNEMANN-Tests zu einem praktikablen Ansatz.

Da auch der Vergleich zweier Inzidenzmatrizen auf einer Intra-Kurven-Rangvergabe basiert, bestehen hier prinzipiell die gleichen Vor- und Nachteile wie beim Vergleich zweier FRIEDMAN-Rangsummen; vgl. die Diskussion am Ende des vorigen Absatzes.

Bei der praktischen Anwendung des ANDERSON-KANNEMANN Tests ist zu berücksichtigen, daß er T^2 simultane Einzeltests bzw. einen $(T-1)^2$-variaten Test durchführt. Dies führt nur zu brauchbaren Ergebnissen, wenn die Anzahl T der Zeitpunkte sehr gering ist (etwa T = 3, maximal T = 4) oder wenn der Stichprobenumfang sehr groß ist.

Zu bemerken ist, daß der ANDERSON-KANNEMANN-Test (auch im 2-Stichproben-Fall) einen größeren Konsistenzbereich besitzt als der FRIEDMAN-Test, d.h. er entdeckt eine größere Klasse von Alternativen: Wenn beispielsweise in einer Gruppe die beiden Rangreihenfolgen (1,2,3) und (3,2,1) gleichhäufig vorkommen und in der anderen Gruppe die drei Rangreihenfolgen (1,2,3), (3,1,2) und (2,3,1) gleichhäufig vorkommen, erkennt die FRIEDMAN-Version diese Art von Verschiedenheit nicht, da sie zu identischen Rangmittelwerten (2,2,2) führen; die ANDERSON-KANNEMANN-Version hingegen wird diesen Unterschied (bei genügend großem Stichprobenumfang) erkennen. Somit kommt die ANDERSON-KANNEMANN-Version besonders dann in Betracht, wenn (in mindestens einer der beiden Stichproben) Mischverteilungen vorliegen, bei denen Mittelwertbildung oder auch eine Rangmittelwertbildung diese Unterschiede verwischen würde. Solche Mischverteilungen kommen z.B. dann vor, wenn unter einer Behandlung eine Teilgruppe positiv reagiert, eine Restgruppe aber negativ (bzw. paradox) reagiert. In solchen Fällen versagen alle statistischen Verfahren, die auf Mittelwertbildungen basieren, und der 2-Stichproben-ANDERSON-KANNEMANN-Test kann hier eine effiziente Analysemethode sein. Weitere Verfahren, die solche Mischpopulationen berücksichtigen können, werden im folgenden Unterabschnitt über Klassifikationsverfahren behandelt.

3.2.5. Klassifikationsverfahren

Diese Verfahren haben folgenden Ansatz gemeinsam: Die $N = n_1 + n_2$ Verlaufskurven werden in T^* Klassen (Typen) eingeteilt; dann werden mit Hilfe einer $(2 \times T^*)$-Felder-Tafel die Häufigkeitsverteilungen der T^* Klassen in den beiden Stichproben verglichen. Die verschiedenen Klassifikationsverfahren unterscheiden sich nur in ihrer jeweiligen Definition der Klasseneinteilung. Deshalb wird diese Verfahrensweise vorgestellt am Beispiel einer von KRAUTH (1973) - der wohl zuerst eine solche Vorgehensweise vorgeschlagen hat - gewählte Klassifikation.

Klasseneinteilung nach Vorzeichenmustern: KRAUTH (1973) schlug vor, die Verlaufskurven nach den Vorzeichenmustern ihrer $T-1$ Folgedifferenzen zu klassifizieren. Ist z.B. im Falle $T = 3$ die erste Folgedifferenz $(x_{ki2} - x_{ki1})$ positiv und die zweite Folgedifferenz $(x_{ki3} - x_{ki2})$ negativ, so wird der Verlaufskurve $\underline{x}_{ki}$ das Vorzeichenmuster "+-" zugeordnet; insgesamt gibt es hier die 4 verschiedenen Vorzeichenmuster "++", "+-", "-+" und "--". Allgemein gibt es $T^* = 2^{T-1}$ verschiedene Vorzeichenmuster. Können Folgedifferenzen mit dem Wert 0 (Nulldifferenzen) vorkommen, so werden diese den positiven (oder den negativen) Vorzeichen zugerechnet. Alternativ können die Nulldifferenzen dem Vorzeichen "=" zugeordnet werden. Dann gibt es z.B. für $T = 3$ die 9 Vorzeichenmuster "++", "+=", "+-", "=+", "==", "=-", "-+", "-=" und "--"; allgemein gibt es bei Einbeziehung der Gleichheit $T^* = 3^{T-1}$ solcher Vorzeichenmuster.

Hypothesen: Wenn man sich für eine bestimmte Klassifikationsvorschrift entschieden hat, kann man die in den beiden Stichproben beobachteten Häufigkeiten m_{ks}, $k = 1,2$, $s = 1,\ldots, T^*$, der T^* Klassen in eine $(2 \times T^*)$-Felder-Tafel eintragen.

$$\text{Verlaufsklassen(-typen)}$$

	1	. .	s	. .	T^*	
1. Stichprobe	m_{11}		m_{1s}		m_{1T^*}	n_1
2. Stichprobe	m_{21}		m_{2s}		m_{2T^*}	n_2
	$m_{.1}$	. .	$m_{.s}$	. .	$m_{.T^*}$	N

Sei p_{ks} die entsprechende Wahrscheinlichkeit, daß in der Stichprobe k eine Verlaufskurve in die Klasse s fällt. Als Nullhypothese wird dann formuliert, daß bzgl. der gewählten Klassifikationsvorschrift

die T^* Klassenwahrscheinlichkeiten in beiden Stichproben identisch
sind:

$$H_o: P_{1s} = P_{2s} \; , \; s = 1, \ldots, T^* \; . \qquad (3.2.5.1)$$

Tests: Diese Nullhypothese wird mit einem $(2 \times T^*)$-Felder-Test getestet; als Prüfgröße wird dabei

$$X^2 = \sum_{k=1}^{2} \sum_{s=1}^{T^*} (m_{ks} - e_{ks})^2/e_{ks} \qquad (3.2.5.2)$$

$$= (\sum_{k=1}^{2} \sum_{s=1}^{T^*} m_{ks}^2/e_{ks}) - N$$

$$= N[1-(N/n_1 n_2) \sum_{s=1}^{T^*} m_{1s} m_{2s}/m_{.s}]$$

$$= (N^2/n_1 n_2)(\sum_{s=1}^{T^*} m_{1s}^2/m_{.s} - n_1^2/N) \; , \; \text{mit}$$

$$e_{ks} = n_k(m_{1s} + m_{2s})/N \; ,$$

gewählt. Finit ist X^2 unter H_o polyhypergeometrisch verteilt, jedoch
ist der exakte Test im allgemeinen zu rechenaufwendig. Asymptotisch ist
X^2 nach einer $\chi^2_{(T^*-1)}$-Verteilung zu beurteilen.

Will man wissen, welche der T^* Klassen in den beiden Stichproben unter-
schiedlich verteilt sind, so testet man die T^* Einzel-Hypothesen

$$H_{os}: P_{1s} = P_{2s} \; . \qquad (3.2.5.3)$$

Dazu geht man von folgenden 4-Felder-Tafeln aus:

$$
\begin{array}{l|cc|c}
\text{1. Stichprobe} & m_{1s} & n_1 - m_{1s} & n_1 \\
\text{2. Stichprobe} & m_{2s} & n_2 - m_{2s} & n_2 \\
\hline
 & m_{.s} & N - m_{.s} & N
\end{array}
$$

Unter H_{os} ist m_{1s} hypergeometrisch verteilt; Vertafelungen finden sich
etwa in KRÜGER, LEHMACHER und WALL (1981). Der asymptotische Test
basiert auf der Prüfgröße

$$X_s = \sqrt{N-1}\;\frac{m_{1s}(n_2-m_{2s}) - (n_1-m_{1s})m_{2s}}{[n_1 n_2 m_{.s}(N-m_{.s})]^{1/2}}, \qquad (3.2.5.4)$$

welche gemäß einer Standard-Normal-Verteilung beurteilt wird.

Simultane univariate Tests: Die T* Einzel-Tests für die Elementar-Hypothesen H_{os} , s = 1,..., T* , lassen sich zusammenfassen zu einer multiplen Testprozedur, indem die modifizierten HOLM-Schranken

$$\alpha/T^*, \quad \underline{\alpha/(T^*-2)}, \quad \alpha/(T^*-2), \quad \alpha/(T^*-3), \ldots, \quad \alpha/2, \quad \alpha \qquad (5.2.5.5)$$

verwandt werden. Diese Prozedur hält das multiple Niveau α ein; vgl. PERLI, HOMMEL und LEHMACHER (1985).

Folgeanalysen: Der multivariate Test für die Global-Hypothese H_o und die T* univariaten Tests für die Elementar-Hypothesen H_{os} lassen sich folgendermaßen kombinieren: Zunächst wird H_o zum Niveau α getestet: Bei signifikantem Ergebnis wird zur Spezifikation des Unterschieds eine Folgeanalyse durchgeführt, indem die Einzel-Tests mit den **variierten** HOLM-Schranken

$$\underline{\alpha/(T^*-2)}, \quad \underline{\alpha/(T^*-2)}, \quad \alpha/(T^*-2), \quad \alpha/(T^*-3), \ldots, \quad \alpha/2, \quad \alpha \qquad (5.2.5.6)$$

durchgeführt werden. Auch diese Prozedur hält das multiple Niveau α ein. Vgl. dazu PERLI, HOMMEL und LEHMACHER (1985), wo auch eine weitere, meist trennschärfere sequentiell verwerfende multiple Testprozedur (Abschluß-Testprozedur) hergeleitet wird, die jedoch wesentlich rechenaufwendiger ist.

Weitere Klasseneinteilungen: Neben dem Vorschlag von KRAUTH (1973), eine Klassifikation der Vorlaufskurven über die Vorzeichenmuster vorzunehmen, gibt es inzwischen zahlreiche andere Vorschläge für Methoden der Klassendefinitionen.

IMMICH und SONNEMANN (1974) und SONNEMANN (1976) schlugen vor, als Klassen die T! **Rangpermutationen** der Rangtransformierten zu wählen. Hierbei ergeben sich T* = T! Klassen. Da T! schon für kleine T zu groß wird, um diese Prozedur praktikabel zu halten, wurden Regeln vorgeschlagen, gewisse ähnliche Klassen zusammenzufassen.

KRAUTH und LIENERT (1978) und KRAUTH (1980) schlugen vor, an jede Kurve
ein orthogonales Polynom von Grade p anzupassen bzw. die ersten (p+1)
orthogonalen Kontraste zu berechnen. Werden diese (p+1) Gruppen an Kontrasten jeweils an ihrem Median dichotomisiert und wird jede Verlaufskurve danach klassifiziert, wie ihre p+1 Kontraste über- oder unterhalb
der p+1 Mediane liegt, ergibt sich eine Einteilung in $T^* = 2^{(p+1)}$
Klassen.

Andere Einteilungen finden sich z.B. bei BIERSCHENK und LIENERT (1977),
LIENERT (1978), BARTOSZYK und LIENERT (1978) sowie WOLFRUM (1980).

Es sei hier nur angemerkt, daß grundsätzlich jede problemadäquate Klasseneinteilung in Frage kommt, die beispielsweise auch durch aufwendige
Clusterbestimmungen zustande kommen kann.

Falls es medizinisch definierte Verlaufstypen gibt wie etwa "schneller
Therapieerfolg", "langsamer Therapieerfolg", "Therapieversager", und
"Sonstige", wäre es auch möglich, daß Experten die Verläufe der Proban-
den klassifizieren, ohne natürlich zu wissen, aus welcher der beiden
Behandlungsgruppen die Patienten stammen.

Klassifizierung nach den Zeitpunkt- und Zuwachs-Medianen

Die Klassifikationen über die Vorzeichenmuster und die Rangpermutationen basieren stets auf groben Intra-Kurven-Vergleichen der Meßwerte
und können somit Niveau- sowie bestimmte Form-Unterschiede nicht er-
fassen; vgl. dazu die Diskussion über die n-Ranking- bzw. FRIEDMAN-
Verfahren im vorigen Unterabschnitt. Deshalb soll hier ein Verfahren
vorgeschlagen werden, das auch feinere Unterschiede erfaßt, ohne dabei
(beim Formvergleich) mehr Klassen T^* zu benötigen.

Sei x_t^{med} der Median der N Meßwerte x_{1it} und x_{2it} des t-ten Zeitpunkts.
Dann kann jede Verlaufskurve $\underline{x}_{ki}$ in eine von $T^* = 2^T$ Klassen eingeteilt
werden gemäß den Vorzeichenmustern des Median-Differenzen-Vektors

$$(x_{kit} - x_1^{med}, \ \ldots, \ x_{kit} - x_t^{med}, \ \ldots, \ x_{kiT} - x_T^{med}) \, . \qquad (3.2.5.7)$$

Ein analoges Verfahren läßt sich auf die (T-1) Mediane der Zuwächse
(Differenzen zur Ausgangslage) oder auf die T-1 Mediane der Folgedif-
ferenzen anwenden. Hierbei ergeben sich wieder nur $T^* = 2^{T-1}$ Klassen.
Dieses Verfahren hat also genauso wenig Klassen wie das Verfahren der

Vorzeichenmuster nach KRAUTH, kann aber meist wesentlich feinere
(Form-)Unterschiede erkennen.

<u>Zusammenfassung von Klassen</u>: Die oben erwähnten Verfahren haben jedoch
den Nachteil, daß schon für kleine T die Anzahl T* der Klassen recht
groß wird und die (2xT*)-Felder-Tests bzw. die T* simultanen 4-Felder-
Tests nicht mehr praktikabel sind.

Die folgende Übersicht zeigt die Anzahl der Klassen T* , die sich aus
den verschiedenen Klassifikationsverfahren ergeben:

	T*	3	4	5
Vorzeichenmuster nach KRAUTH	2^{T-1}	4	8	16
Rangpermutationen nach IMMICH-SONNEMANN	$T!$	6	24	120
Polynome p-ten Grades	p^{T+1}	p^4	p^5	p^6
Klassifizierung nach Zeitpunkt-Medianen (Vorzeichenmuster der Zeitpunkt-Median-Differenzen)	2^{T}	8	16	32
Klassifizierung nach Zuwachs-Medianen (Vorzeichenmuster der Zuwachs-Median-Differenzen)	2^{T-1}	4	8	16

Bei vielen praktischen Anwendungen wird man deshalb gezwungen sein,
Klassen zusammenzufassen.

<u>Ordinale Klassifikation</u>: Die oben erwähnten Klassifikationen sind nomi-
nal. HAUX (1985) wies darauf hin, daß bei ordinaler Klassifikation zum
Vergleich der beiden Stichproben Rang-Tests angewandt werden können;
bei Tendenzalternativen wird dadurch die Trennschärfe der Tests erhöht
und eine hohe Anzahl T* von Klassen wirkt sich nicht mehr störend aus.

<u>Andere Versuchspläne</u>: Bei <u>K unabhängigen Stichproben</u> können analoge
Analysen über K x T*-Kontingenztafeln erfolgen. Multiple Testprozeduren
– simultane univariate und Folgeanalysen – für solche Kontingenztafeln
finden sich bei HOMMEL, LEHMACHER und PERLI (1985).

Bei zwei <u>verbundenen Stichproben</u> können entsprechende Symmetrie-Tests
in (T* x T*)-Kontingenztafeln verwendet werden. KRAUTH (1973) schlug
den Punktsymmetrie-Test nach BOWKER vor; dabei hat die Teststatistik
jedoch $\binom{T*}{2}$ Freiheitsgrade bzw. es müssen $\binom{T*}{2}$ simultane Einzel-Tests
(Mc-NEMAR-Tests) durchgeführt werden. Ein Marginal-Symmetrie-Test nach
STUART vergleicht nur T* Marginal-Häufigkeiten; zur Überprüfung der

Marginal-Symmetrie können dann T* simultane Einzel-Binomial-Tests
durchgeführt werden; vgl. LEHMACHER (1980).

<u>Diskussion</u>: Bei den meisten Anwendungen dürfte das oben vorgeschlagene
Verfahren, das auf den Vorzeichenmustern der Median-Dichotomisierung
der je N Meßwerte pro Zeitpunkt oder den Vorzeichenmustern der Median-
Dichotomisierung der T-1 Zuwächse (Differenzen zwischen Folge-Meßwerten
und Ausgangswert) beruht, vorzuziehen sein. Mit $T^* = 2^{T-1}$ gehört die
Median-Dichotomisierung der Zuwächse zu den Verfahren, die die wenigsten Klassen verwenden, und es kann im allgemeinen wesentlich feinere
Alternativen entdecken als das von KRAUTH vorgeschlagene Verfahren des
Vergleichs der Vorzeichenmuster der Folgedifferenzen. Bei größerer Anzahl von Zeitpunkten müssen jedoch auch hierbei Klassen zusammengefaßt
werden oder es empfiehlt sich die Anwendung der Klasseneinteilung über
orthogonale Kontraste.

Diese Verfahren sind keinesfalls nur als reine "Quick-and-Dirty"-
Methoden zu bewerten, die einen groben, aber raschen und elementaren
Vergleich zweier Stichproben von Verlaufskurven ermöglichen. Bei Mischpopulationen (d.h. inhomogenen Populationen) sind sie allen anderen
Verfahren überlegen, da diese stets nur Mittelwerte (bzw. Rangmittel-
werte, Mediane etc.) der beiden Gruppen zeitpunktweise vergleichen.
Außerdem kann die Identifikation von Verlaufstypen, bzgl. deren sich
die beiden Behandlungen unterscheiden, medizinisch wichtigere Interpretationen ermöglichen als reine Mittelwertsvergleiche.

Da die Insensitivität, die diese Verfahren oft haben, wenn Vorzeichenmuster oder Rangpermutationen zur Klassenbildung verwendet werden,
durch die oben vorgeschlagene Methode der Typisierung nach Zuwachs-
oder Zeitpunkt-Medianen überwunden werden kann, stellen sie bei kleineren T eine attraktive Alternative gegenüber den Mittelwertsvergleichen dar.

3.3. Methoden für qualitative Daten

Die Analyse qualitativer (kategorialer) Verlaufsdaten wurde von KOCH,
LANDIS, FREEMAN, FREEMAN und LEHNEN (1977) allgemein mit Hilfe des
Ansatzes von GRIZZLE, STARMER und KOCH (1969) dargestellt. Für den
Spezialfall zweier unabhängiger Stichproben können jedoch direkt die
Analysen angewandt werden, die im vorigen Abschnitt über Klassifikationsverfahren vorgestellt wurden; diese werden in Unterabschnitt
3.3.1 beschrieben. Für den Spezialfall zweier unabhängiger Stichproben von binären Verlaufsdaten ergeben sich darüber hinaus relativ
einfache Hypothesen über Mittelwertsverläufe und entsprechende Tests,
die ohne die GRIZZLE-STARMER-KOCH-Methode formuliert werden können;
diese sind in Unterabschnitt 3.3.2 beschrieben. Dadurch sind die
Verfahren für den Anwender durchschaubarer und ohne spezielle Programme durchführbar.

3.3.1. Mehrkategoriale Daten

Die Variable x soll L (≥ 2) verschiedene Ausprägungen $A_1, \ldots, A_\ell, \ldots, A_L$
(Kategorien) haben; d.h. jeder Meßwert x_{kit} nimmt eine der L Ausprä-
gungen A_ℓ an, k = 1, 2, i = 1, $\ldots$, n_k, t = 1, $\ldots$, T. Es gibt dann für
eine Verlaufskurve $\underline{x}_{ki}$ insgesamt L^T Profile, die als Ausprägungen in
Frage kommen; diese seien durch $\underline{j} = (j_1, \ldots, j_t, \ldots, j_T)$ indiziert mit
$j_t = 1, \ldots$, L für t = 1, $\ldots$, T.

Hypothesen und Tests: Die Wahrscheinlichkeiten $p_{k\underline{j}}$, mit denen in der
k-ten Stichprobe ein Verlauf $\underline{x}_{ki}$ als Ausprägung ein Profil $\underline{j}$ annimmt,
sind durch

$$p_{k\underline{j}} = P\{x_{ki1} = A_{j1}, \ldots, x_{kiT} = A_{jT}\} \qquad (3.3.1.1)$$

definiert. Unter der Nullhypothese fehlender Behandlungs-Unterschiede
sollen diese L^T Profilwahrscheinlichkeiten in beiden Stichproben
identisch sein:

$$H_o: p_{1\underline{j}} = p_{2\underline{j}} \text{ für alle } \underline{j} . \qquad (3.3.1.2)$$

Diese Nullhypothese ist also wieder eine "Klassifikations-Nullhypo-
these", wie sie in Abschnitt 3.2.5. definiert worden sind. Zum Testen
wird auch hier wieder ein $(2 \times L^T)$-Felder-Test angewandt. Sei $n_{k\underline{j}}$ die

Anzahl der Verläufe aus der k-ten Stichprobe, die das Profil $\underline{j}$ = $(j_1, \ldots, j^T)$ annehmen.

Profilausprägungen

	1	$\ldots$	L^T	
1. Stichprobe	n_{11}		n_{1LT}	n_1
2. Stichprobe	n_{21}		n_{1LT}	n_2

Meist wird man zur Überprüfung von H_o einen asymptotischen Test durchführen mit der Prüfgröße

$$X_N^2 = \sum_{k=1}^{2} \sum_{\underline{j}} (n_{k\underline{j}} - e_{k\underline{j}})^2 / e_{k\underline{j}} \tag{3.3.1.3}$$

$$= (\sum_{k=1}^{2} \sum_{\underline{j}} n_{k\underline{j}}^2 / e_{k\underline{j}}) - N \text{ , mit}$$

$$e_{k\underline{j}} = (n_{1\underline{j}} + n_{2\underline{j}})n_k/N \text{ ,}$$

die nach einer x^2-Verteilung mit L^T-1 Freiheitsgraden beurteilt wird. Bzgl. weiterer Einzelheiten sei auf die Auswertungen der Klassifikationsverfahren in Unterabschnitt 3.2.5 verwiesen.

<u>Andere Versuchspläne</u>: K unabhängige Stichproben können analog über eine $(K \times L^T)$-Kontingenztafel ausgewertet werden. 2 verbundene Stichproben können über einen Marginal-Symmetrie-Test in quadratischen $(L^T \times L^T)$-Kontingenztafeln ausgewertet werden; s. etwa LEHMACHER (1980b). Allgemeinere Versuchspläne werden in der Arbeit von KOCH et al. (1977) behandelt.

<u>Diskussion</u>: Die Analyse der $(2 \times L^T)$-Felder-Tafel ist nur für sehr kleine Werte von L und T praktikabel (etwa $T \leq 3$ und $L \leq 3$). Deshalb schlugen auch KOCH et al. in ihrer Originalarbeit vor, statt der Zellen der $(2 \times L^T)$-Tafel geeignete Marginal-Werte zu betrachten.

3.3.2. Binäre Daten

Die Meßwerte x_{kit} sollen hier nur $L=2$ verschiedene Ausprägungen haben, die mit 1 (etwa bei Erfolg) oder 0 (etwa bei Mißerfolg) bezeichnet werden. Eine Verlaufskurve $\underline{x}_{ki}$ kann dann als Ausprägung eines der 2^T möglichen Profile haben.

Auch hier kann man die Häufigkeiten der Profile der beiden Stichproben über eine $(2x2^T)$-Felder-Tafel vergleichen, wie dies in Abschnitt 3.3.1. für den allgemeinen Fall $L \geq 2$ beschrieben ist. Bei binären Daten lassen sich aber auch wieder Mittelwert-Profile berechnen, sodaß wieder Verfahren in Analogie zu den multivariaten Ansätzen (vgl. die Unterabschnitte 3.1.2 und 3.2.1.) hergeleitet werden können.

<u>Hypothesen</u>: Die Beobachtungen x_{kit} können die Werte 1 oder 0 haben. Sei $p_{kt} = E(x_{kit})$ die Wahrscheinlichkeit dafür, daß $x_{kit} = 1$ ist. Sei $\underline{p}_k = (p_{k1}, \ldots, p_{kt}, \ldots, p_{kT})$, $k = 1,2$, der <u>Mittelwertsvektor</u> (Erwartungswertvektor) der k-ten Stichprobe. In Analogie zu den Hypothesen, die in Unterabschnitt 3.1.2 mit Hilfe der Mittelwertsvektoren $\underline{\mu}_k$ formuliert wurden, können auch hier für binäre Daten die Hypothesen über Mittelwertsverläufe formuliert werden:

Die Nullhypothese der <u>Verlaufs-Identität</u> H_I ist gegeben durch

$$H_I: \underline{p}_1 = \underline{p}_2 \, . \tag{3.3.2.1}$$

Die Nullhypothese der <u>Verlaufs-Parallelität</u> H_P ist gegeben durch

$$H_P: p_{1,t+1} - p_{1t} = p_{2,t+1} - p_{2t} \, , \quad t = 1,\ldots, T-1 \, , \text{ oder} \tag{3.3.2.2}$$

$$p_{1t} - p_{11} = p_{2t} - p_{21} \, , \quad t = 2,\ldots, T \, .$$

<u>Tests</u>: Es können multivariate Gauss-Tests angewandt werden mit der Prüfgröße

$$x_N^2 = N(\bar{\underline{x}}_{1.} - \bar{\underline{x}}_{2.})' \, S_N^{-1} \, (\bar{\underline{x}}_{1.} - \bar{\underline{x}}_{2.}) \, , \tag{3.3.2.3}$$

wobei S_N^{-1} die Inverse der Kovarianzmatrix

$$S_N = S_{1n} + S_{2n}$$

ist, mit

$$S_{kn} = 1/n_k \sum_{i=1}^{n_k} (x_{kit} - \bar{x}_{k.t})(x_{kis} - \bar{x}_{k.s}) .$$

X_N^2 wird asymptotisch nach einer x^2-Verteilung mit T Freiheitsgraden beurteilt. Eine weitere Approximation ergibt sich, indem auf die beiden Stichproben von Verläufen ein 2-Stichproben-T^2-Test angewandt wird.

Ein Test für H_P ergibt sich dadurch, daß man aus jeder Verlaufskurve den (T-1)-dimensionalen Vektor der <u>Folgedifferenzen</u>

$$\underline{y}_{ki} := (y_{ki1} , \ldots , y_{kit} , \ldots , y_{ki,T-1}) , \text{ mit}$$

$$y_{kit} := x_{ki,t+1} - x_{kit} , \quad t=1,\ldots, T-1 ,$$

oder den <u>Vektor der Differenzen zur Ausgangslage</u> oder <u>Zuwächse</u>

$$\underline{z}_{ki} := (z_{ki2} , \ldots , z_{kit} , \ldots , z_{kiT}) , \text{ mit}$$

$$z_{kit} := x_{kit} - x_{ki1} , \quad t = 2,\ldots, T ,$$

berechnet, und auf die beiden Stichproben $\underline{z}_{ki}$ (oder $\underline{y}_{1i}$) , $i = 1,\ldots,$ n_1 , und $\underline{z}_{ki}$ (oder $\underline{y}_{2i}$) , $i = 1,\ldots, n_2$, einen (T-1)-dimensionalen Gauss-Test bzw. einen (T-1)-dimensionalen T^2-Test anwendet.

<u>Simultane univariate Tests</u>: Für die Elementar-Hypothesen

$$H_{I(t)} : p_{1t} = p_{2t} ,$$

$t = 1,\ldots, T$, können Vierfelder-Tests angewandt werden. Die Alpha-Adjustierung der T Einzel-Tests erfolgt dann gemäß der HOLM-Prozedur.

Für die Elementar-Hypothesen

$$H_{p(t)} : p_{1t} - p_{11} = p_{2t} - p_{21} , \tag{3.3.2.4}$$

$t = 2,\ldots, T$, können die T-1 Differenzen zur Ausgangslage z_{kit} approximativ mit einem 2-Stichproben-Gauss-Test oder -t-Test verglichen werden.

<u>Folgeanalysen</u>: Der multivariate Test für die Nullhypothese der Verlaufs-Identität H_I und die T univariaten Einzel-Tests für $H_{I(t)}$ können folgendermaßen kombiniert werden: Zunächst führt man den multivariaten

Test zum Niveau α durch; bei signifikantem Ausgang führt man die Einzel-Tests durch nach der Variante der HOLM-Prozedur mit den Schranken

$$\underline{\alpha/(T-1)}, \ \alpha/(T-1), \ \alpha/(T-2), \ldots, \ \alpha/2 \ , \ \alpha \ .$$

Die Tests auf Verlaufs-Parallelität kombiniert man analog; vgl. dazu auch die Folgeanalysen aus Unterabschnitt 3.1.2.

<u>Orthogonale Kontraste</u>: Analog dem parametrischen Fall können auch hier wieder analog zu den Unterabschnitten 3.1.3 und 3.2.3 pro individueller Verlaufskurve orthogonale Kontraste berechnet werden, die dann approximativ über 2-Stichproben-Gauss-Tests oder -t-Tests verglichen werden; vgl. dazu auch MARASCUILO und SERLIN (1977).

<u>Literaturhinweis</u>: Eine Analyse zweier Stichproben binärer Verlaufskurven im Sinne der GRIZZLE-STARMER-KOCH-Methode wird in GUTHRIE (1981) beschrieben.

<u>Diskussion</u>: Der oben skizzierte Ansatz verläuft analog der multivariaten parametrischen Analyse. Er führt zu gleichen bzw. approximativ gleichen Ergebnisse wie die von KOCH et al. vorgeschlagene Methode, jedoch ist bei dieser Herleitung der Tests keine spezielle Auswertungs-Software nötig und es ist dem Anwender einfacher einsichtig, auf welchen Testrationalen die einzelnen Verfahren beruhen und wie sie rechentechnisch realisiert werden können.

3.4. Empfehlungen für Planung und Auswertung

Zum Abschluß dieses Kapitels sollen nun die wichtigsten Empfehlungen, die sich für die praktische Anwendung der Verfahren bei der Planung und Auswertung von Versuchen mit zwei Stichproben von Verlaufskurven ergeben, zusammengefaßt werden.

- Relation der Stichprobenumfänge

Es sollte versucht werden, gleiche bzw. zumindest annähernd gleiche Umfänge n_1 und n_2 der beiden Stichproben zu erreichen, um die statistische Effizienz der Testverfahren zu optimieren. Lediglich wenn eine der beiden Behandlungen aus finanziellen oder technischen Gründen aufwendiger ist als die andere, sind Abweichungen von diesem Prinzip sinnvoll, indem die weniger aufwendige Behandlung öfter (etwa bis zu 3 mal so häufig) angewandt wird. Die Aufteilung der Individuen auf die beiden Stichproben muß selbstverständlich randomisiert erfolgen.

- Deskription

Der Versuchsplan zweier Stichproben von Verlaufskurven erlaubt informative graphische Darstellungen. Davon sollte unbedingt Gebrauch gemacht werden: Man sollte keine inferentiellen Analyseverfahren anwenden, bevor man nicht über eine entsprechende Deskription mit Hilfe graphischer Methoden seine Daten untersucht hat; bei der Präsentation der Versuchsergebnisse sind Graphiken ebenfalls unerläßlich. Wenn immer möglich, sollten in einer Veröffentlichung auch die Rohdaten mit berichtet werden, damit Reanalysen möglich sind.

- Auswahl der Verfahren

Eine erste Auswahl der Verfahren ergibt sich aufgrund der Skalenqualität sowie der Verteilungseigenschaften der Daten. Unter den Varianzanalysen ist der multivariate Ansatz zu bevorzugen. Da inzwischen ein breites Verfahrensspektrum zur Verfügung steht, können auch bei nicht-normal-verteilten Daten statt Varianzanalysen adäquate Verfahren herangezogen werden.

- Reduktion der Zeitpunkte

Bei längeren Verlaufskurven muß die Anzahl T der Zeitpunkte reduziert werden, soweit dies medizinisch-inhaltlich vertretbar ist, um

. den Versuchsaufwand zu minimieren sowie

. die statistische Effizienz der Verfahren zu erhöhen, da bei den
multivariaten Verfahren die Anzahl der Freiheitsgrade und bei den
simultanen univariaten Verfahren die Anzahl der Einzel-Tests nicht
zu groß sein darf.

- <u>Berücksichtigung der Ausgangslage</u>

Es ist stets nützlich, als ersten Meßwert einer Verlaufskurve die
Ausgangslage, d.h. eine Messung vor Beginn der jeweiligen Behandlung
zu erheben; dies ermöglicht

. die Überprüfung der Randomisation,

. die Analyse des Einflusses der Ausgangslage auf die Reaktion unter
den Behandlungen,

. die Herleitung effizienterer Verfahren, z.B. über die Bildung der
Differenzen der Meßwerte zur Ausgangslage.

- <u>Kurvencharakteristika</u>

Die Berechnung von Kurvencharakteristika pro Verlaufskurve und deren
Vergleich über 2-Stichproben-Tests ermöglicht oft die Herleitung ein-
facher, medizinisch gut interpretierbarer und statistisch effizienter
Testverfahren.

- <u>Klassifikationsverfahren</u>

Die Klassifikationsverfahren sind ebenfalls einfach durchzuführen
und gut zu interpretieren; darüber hinaus erlauben sie die Analyse
von Mischverteilungen, wenn etwa unter einer Behandlung positive und
paradoxe Reaktionen vorkommen und die Analyse von Mittelwertsverläufen sinnlos ist.

- <u>Standardverfahren</u>

Wenn aus Vorstudien oder wegen einer spezifischen Fragestellung
nicht a priori klar ist, ob bzw. welche Kurvencharakteristika oder
Klassifikationen zum Vergleich der beiden Stichproben geeignet sind,

empfiehlt sich als Standardverfahren die Analyse über alle <u>Rohdaten</u>;
meist (bei Korrelationen über 0,5) führt dabei der Vergleich der
<u>Differenzen zur Ausgangslage</u> zu den trennschärferen Verfahren.

- <u>Folgeanalysen</u>

Die Kombination der multivariaten Testversionen mit anschließenden
Folgeanalysen über univariate Tests nach der Variante der HOLM-
Prozedur ist eine einfach durchführbare und effiziente Strategie und
sollte somit bei allen Verfahren angewandt werden.

- <u>Vorstudien</u>

Um inferenzstatistisch korrekte Testentscheidungen zu erhalten, muß
die Ermittlung der relevanten Zeitpunkte und die Auswahl optimaler
Kurvencharakteristika oder Klassifikationen a priori erfolgen. Ergibt
sich dies nicht aufgrund der Fragestellung, müssen die Ergebnisse
von Vorstudien (in explorativem Sinne) herangezogen werden. Die Festlegung sinnvoller Stichprobenumfänge kann ebenfalls nur aufgrund von
entsprechender Vorinformation erfolgen. Die sorgfältige Analyse von
Vorstudien und sogar die Durchführung neuer Vorstudien rentiert sich
im allgemeinen außerordentlich, da deren Ergebnisse es ermöglichen,
die eigentliche Hauptstudie weniger aufwendig durchzuführen bzw.
optimal auszuwerten.

4. CROSSOVER-PLAN

Beim Crossover-Versuchsplan (Changeover-Plan, Überkreuzungsplan) mit 2
Perioden werden zwei Behandlungen A und B verglichen, indem jedes Individuum (z.B. Patient, Proband) beide Behandlungen nacheinander erhält. Ein Teil der Probanden bekommt die Behandlungen in der Reihenfolge AB und ein anderer Teil in der umgekehrten Reihenfolge BA. Die
Aufteilung der Probanden auf die beiden Gruppen erfolgt zufällig.

Dieses Vorgehen ist nur bei solchen Anwendungsgebieten möglich, wo der
zu untersuchende Effekt nicht in einer endgültigen Heilung oder in
einem dauerhaften Behandlungserfolg besteht. Dies ist z.B. der Fall
bei Ernährungs- und Bioverfügbarkeitsstudien oder bei klinischen Studien über die Behandlung chronischer Krankheiten, wie etwa dem Einsatz
von Antihypertensiva bei Bluthochdruck.

Der Reiz dieser Studienform besteht darin, daß jeder "Patient als
seine eigene Kontrolle" dient. Dem Arzt erscheint es medizinisch sinnvoller, zwei Behandlungen an einem Patienten zu vergleichen anstatt je
eine Behandlung an zwei Patienten. Und dem Statistiker erscheint ein
solches Vorgehen mit "verbundenen" Stichproben stets effizienter zu
sein, da der Vergleich der beiden Behandlungen pro Individuum das Aus-
schalten der interindividuellen Variabilität ermöglicht und somit zu
trennschärferen Analysen führen kann.

Der Vorteil eines Crossover-Plans besteht darin, daß er die gegebenen
Ressourcen besser ausnützen kann, sei es, daß er präzisere Ergebnisse
liefert bzw. weniger Probanden benötigt. Sein Nachteil liegt darin,
daß die Auswertung von Crossover-Plänen mit erheblichen Problemen be-
lastet sein kann, wenn unterschiedliche Residual-Effekte (Carryover-,
Nach-Effekte) nicht auszuschließen sind.

Bei Crossover-Plänen handelt es sich ebenfalls um Pläne mit wiederholten Messungen. Nachdem auch hier ursprünglich vorgeschlagen wurde, von
einem gemischten linearen Modell (Split-plot-Modell) auszugehen, zeigt
sich, daß es sinnvoller ist, wieder von einem multivariaten Modell
auszugehen und dann mit der Methode der Bildung von Kontrasten pro
Individuum die Analyse-Verfahren herzuleiten.

Im <u>Basis-Crossover</u>-Plan wird unter jeder Behandlung (bzw. in jeder Periode) nur ein Meßwert erhoben; dieser Versuchsplan wird in Abschnitt 4.1. beschrieben. Verallgemeinerungen dieses Versuchsplans auf <u>Verlaufskurven</u> mit T Meßwerten in jeder der beiden Perioden werden in Abschnitt 4.2. beschrieben. Die parametrischen Tests und die Rangtests werden aus dem gleichen Modell abgeleitet; deshalb werden diese Tests jeweils gemeinsam in den entsprechenden Abschnitten vorgestellt.

4.1. Basis-Crossover-Plan

4.1.1. Modell

Beim Basis-Crossover-Versuchsplan (2-Perioden-Crossover-Plan mit 2 Behandlungen) werden zwei Behandlungen 1 (A) und 2 (B) verglichen, indem jedes Individuum in 2 zeitlich aufeinanderfolgenden Perioden mit beiden Methoden behandelt wird. Zwischen den Behandlungen bzw. Perioden liegt eine sogenannte Wash-Out-Phase, in der die Wirkung der ersten Behandlung abklingen soll. Es werden zwei unabhängige Stichproben mit den Umfängen n_1 und n_2 zugrunde gelegt. Dabei können n_1 und n_2 grundsätzlich verschieden voneinander sein; zur Optimierung der Effizienz des Versuchs sollte man jedoch gleich große Stichprobenumfänge anstreben. Die 1. Teilstichprobe wird in der 1. Periode der Behandlung 1 und in der 2. Periode der Behandlung 2 unterworfen; die 2. Teilstichprobe wird den beiden Behandlungen in umgekehrter Reihenfolge (Sequenz, Abfolge) unterworfen (daher Crossover-Plan, Überkreuzungs-Plan).

Tab. 4.1: Schema der Beobachtungen im 2-Perioden-Crossover-Plan mit 2 Behandlungen (Basis-Crossover-Plan)

	Individuum	Periode 1	Periode 2
1. Stichprobe	11	Y_{111}	Y_{112}
Behandlungssequenz $(1,2)$	$\cdot$	$\cdot$	$\cdot$
		$\cdot$	$\cdot$
	$1j$	Y_{1j1}	Y_{1j2}
	$\cdot$	$\cdot$	$\cdot$
	$\cdot$	$\cdot$	$\cdot$
	$1n_1$	Y_{1n_11}	Y_{1n_12}
2. Stichprobe	21	Y_{211}	Y_{212}
Behandlungssequenz $(2,1)$	$\cdot$	$\cdot$	$\cdot$
	$\cdot$	$\cdot$	$\cdot$
	$2j$	Y_{2j1}	Y_{2j2}
	$\cdot$	$\cdot$	$\cdot$
	$\cdot$	$\cdot$	$\cdot$
	$2n_2$	Y_{2n_21}	Y_{2n_22}

Die Zuteilung der N := $n_1 + n_2$ Individuen auf die beiden Stichproben erfolgt zufällig (randomisiert). y_{ijk} bezeichnet dann die Beobachtung eines Merkmals y beim j-ten Individuum, $j = 1,\ldots,n_i$, in der i-ten Stichprobe, i = 1,2, aus der k-ten Periode, k = 1,2; in Tabelle 4.1 ist das Schema der Beobachtungen angegeben.

<u>Modell</u>: GRIZZLE (1965) ging von folgendem <u>univariaten gemischten</u> linearen Modell aus (δ_{ij} sei das Kroneckersymbol mit $\delta_{ij} = 1$ für i = j und $\delta_{ij} = 0$ für i $\neq$ j):

$$y_{ijk} = \mu + a_{ij} + \pi_k + \phi_{2-\delta_{ik}} + \delta_{2k}\lambda_i + e_{ijk} \; ; \text{ bzw.} \qquad (4.1.1.1)$$

$$y_{1j1} = \mu + a_{1j} + \pi_1 + \phi_1 + e_{1j1} \; ,$$

$$y_{1j2} = \mu + a_{1j} + \pi_2 + \phi_2 + \lambda_1 + e_{ij2} \; , \; j = 1,\ldots, n_1 \; ,$$

$$y_{2j1} = \mu + a_{2j} + \pi_1 + \phi_2 + e_{2j1} \; ,$$

$$y_{2j2} = \mu + a_{2j} + \pi_2 + \phi_1 + \lambda_2 + e_{2j2} \; , \; j = 1,\ldots, n_2 \; ;$$

dabei sind

μ das allgemeine Mittel,

a_{ij} die zufälligen Effekte des j-ten Individuums aus der i-ten Stichprobe, wobei die $n_1 + n_2$ Effekte a_{ij} unabhängig identisch $N(0,\sigma_a^2)$-verteilt sind,

π_k die <u>Perioden</u>-Effekte (Phasen-Effekte), k = 1,2 ,

ϕ_i die <u>direkten</u> Effekte der i-ten <u>Behandlung</u>, i = 1,2 ,

λ_i die <u>Residual</u>-Effekte (Nach-, Überhangs-, Carryover-, (Behandlung x Perioden)-Wechselwirkungs-Effekte) der i-ten Behandlung, i = 1,2 , und

e_{ijk} die zufälligen <u>Reste</u>, wobei die $2(n_1 + n_2)$ Reste e_{ijk} unabhängig identisch $N(0,\sigma_e^2)$-verteilt und unabhängig von den a_{ij} sind.

Dieses Modell hat den Nachteil, daß es identische Varianzen $\sigma_a^2 + \sigma_e^2$ bei den Beobachtungen der 1. und 2. Periode und wegen $\text{Cov}(y_{ij1} , y_{ij2})$ = σ_a^2 stets positive Kovarianzen zwischen den Beobachtungen der 1. und 2. Periode verlangt; diese Voraussetzungen sind in praxi sicher selten erfüllt und für die Herleitung der (meisten) Testverfahren auch nicht notwendig. Deshalb soll im weiteren von einem multivariaten linearen Modell (ZIMMERMANN und RAHLFS, 1980; SCHNEIDER, 1983) ausgegangen werden. Ein solcher (über die Zeit) multivariater Ansatz hat auch hier wie allgemein bei der Analyse von wiederholten Messungen (bzw. Verlaufskurven) den Vorteil gegenüber dem gemischten univariaten Ansatz, daß er weniger starke Voraussetzungen an die Kovarianzmatrix stellt.

Das entprechende _multivariate_ lineare Modell sieht dann folgendermaßen aus:

$$Y_{ijk} = \mu + \pi_k + \Phi_{2-\delta_{ik}} + \delta_{2k}\lambda_i + e_{ijk} \; . \tag{4.1.1.2}$$

Das allgemeine Mittel μ und die Perioden-, Behandlungs- und Residual-Effekte π_k , Φ_i und λ_i sind erklärt wie im Modell (4.1.1.1); für die Reste e_{ijk} wird aber nur noch vorausgesetzt, daß die $N = n_1 + n_2$ zwei-dimensionalen Vektoren $\underline{e}_{ij} = (e_{ij1} , e_{ij2})$ unabhängig identisch $N_2(0,\Sigma)$-verteilt sind mit beliebiger (nicht-singulärer) Kovarianzmatrix $\Sigma = (\sigma_{k\ell})_{k,\ell=1,2}$.

Weiter soll die Restriktion $\lambda_1 + \lambda_2 = 0$ gelten; dies impliziert, daß der mittlere Residual-Effekt (Nach-Effekt) im Perioden-Effekt mit enthalten ist.

Die Erwartungswerte haben also bei beiden Modellen folgende Gestalt:

	Periode 1	Periode 2
Stichprobe 1 Behandlungssequenz (1,2)	$\mu + \pi_1 + \Phi_1$	$\mu + \pi_2 + \Phi_2 + \lambda_1$
Stichprobe 2 Behandlungssequenz (2,1)	$\mu + \pi_1 + \Phi_2$	$\mu + \pi_2 + \Phi_1 + \lambda_2$

Die Graphiken in Abb. 4.1 veranschaulichen den Einfluß der verschiedenen Effekte bzw. Effekt-Unterschiede.

Abb.4.1: Veranschaulichung der verschiedenen Effekte bzw. Effekt-Unterschiede beim Basis-Crossover-Plan

a. Idealer Crossover
   Nur Behandlungs-Effekt, kein Residual- und kein Perioden-Effekt

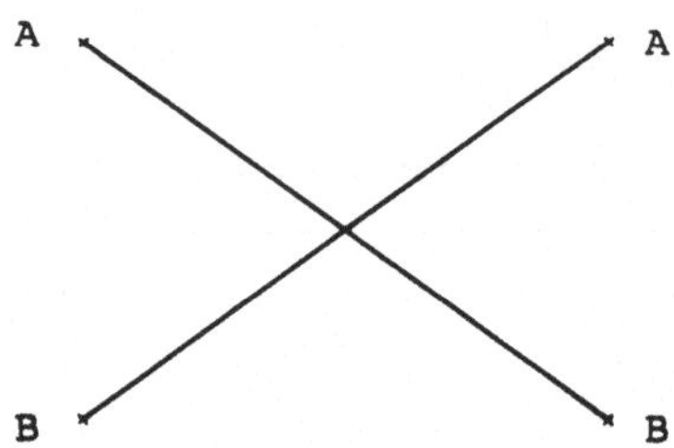

b. Behandlungs- und Perioden-Effekt, kein Residual-Effekt:
   Konstanter Behandlungsunterschied in beiden Perioden

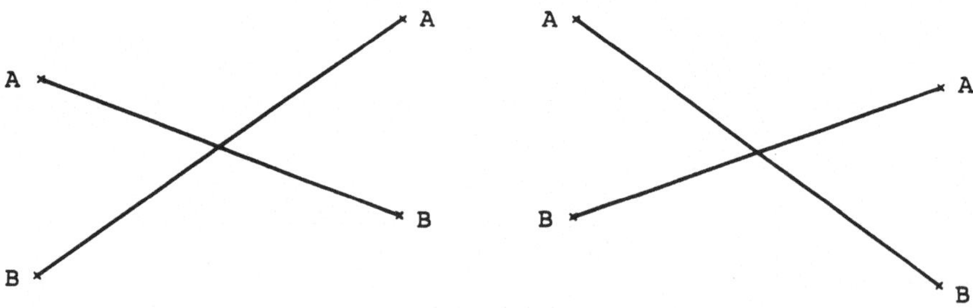

c. Behandlungs- und Residual-Effekte

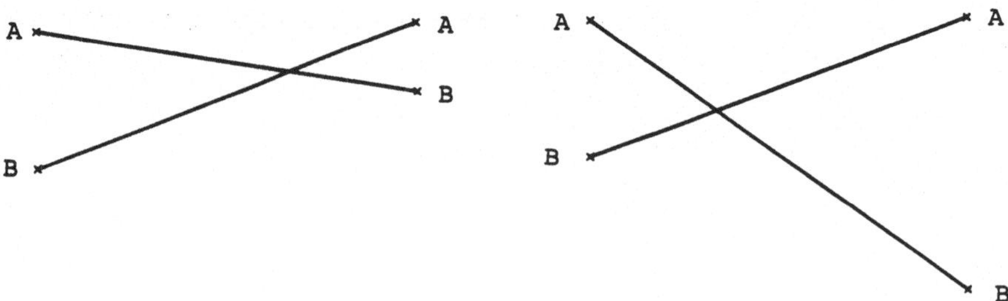

positiver Residual-Effekt
("Überhangs"-Effekt der
Behandlung A):
Verringerung des Behandlungs-
Unterschieds in 2. Periode

negativer Residual-Effekt
("Entzugs"-Effekt nach
Behandlung A):
Vergrößerung des Behandlungs-
Unterschieds in 2. Periode

Beim Crossover-Plan hat man also drei Effekte (bzw. Effekt-Unterschiede) zu unterscheiden; ihre Auswirkung bzw. Bedeutung ist folgendermaßen beschrieben:

1. Ein <u>Perioden-Unterschied</u> ist vorhanden, wenn die beiden Perioden unterschiedliche Perioden-Effekte haben. Dies wirkt sich so aus, daß das Mittel der beiden Behandlungswirkungen in der 2. Periode auf einem anderen Niveau liegt als das in der 1. Periode; die Differenz dieser beiden Mittel ist dann der Perioden-Unterschied. Die Ursachen hierfür können vielfältig sein, beispielsweise

   - Beeinträchtigung der Behandlungs-Wirkungen durch äußere Einflüsse, die sich im Laufe der <u>Zeit</u> (z.B. Klima) ändern, oder

   - Lernzuwachs oder Gewöhnung der Probanden an die Studie und dadurch Nachlassen des placebo-artigen Anfangsvorteils beider Behandlungen, oder

   - Veränderung des Krankheitsstatus (z.B. gleicher Heilungsprozeß oder gleiche Progression) und dadurch andere Ausgangsbedingung in der 2. Periode.

   Wenn beide Behandlungen identische Residual- (oder Nach-)Wirkungen haben, z.B. indem sie eine identische Verbesserungsnachwirkung in die 2. Periode hinein besitzen, wirkt sich dies als ein Perioden-Unterschied aus. Der Basis-Crossover-Plan kann nicht unterscheiden zwischen behandlungsbedingten Nacheinflüssen und extern sich ändernden Bedingungen.

   Solche Perioden-Effekte sind ansonsten unproblematisch, da ihre eventuelle Existenz die weitere statistische Analyse <u>nicht</u> beeinträchtigt.

2. Ein <u>Residual-Unterschied</u> ist vorhanden, wenn die beiden Behandlungen unterschiedliche Residual-Effekte (Nach-Effekte) haben. Dies wirkt sich so aus, daß der Behandlungs-Unterschied zwischen A und B in der 2. Periode verschieden ist von dem in der 1. Periode; der Residual-Unterschied ist dann die Veränderung des Behandlungs-Unterschiedes vom Übergang von der 1. in die 2. Periode. Man unterscheidet zwei Fälle:

- Der Behandlungs-Unterschied <u>verkleinert</u> sich; Ursache könnte ein
  <u>Überhangs</u>-Effekt der Behandlung A von der 1. in die 2. Periode
  sein, wenn etwa die Wash-Out-Phase zu gering ist; vgl. Abb.
  4.1.c, 1. Fall.

- Der Behandlungs-Unterschied <u>vergrößert</u> sich, Ursache könnte ein
  <u>Entzugs</u>-Effekt sein, der sich nach Absetzen der Behandlung A in
  der 2. Periode bemerkbar macht; vgl. Abb. 4.1.c., 2. Fall.

Der Grund für die Verschiedenheit der Behandlungs-Unterschiede in
den beiden Perioden kann vielfältig sein. Neben rein pharmakolo-
gischen Überhangs- oder Entzugs-Effekten (Carryover-Effekte) kommen
auch andere physiologische oder psychologische Effekte als Ursache
in Frage: Etwa in der Abb. 4.1.c wäre es möglich, daß der negative
Residual-Unterschied dadurch zustande kommt, daß ein Placebo B in
der 1. Periode noch einen Placebo-Effekt hat, aber in der 2. Periode
nicht mehr. Die wichtigsten Ursachen für Residual-Effekte sind:

- Zu kurze Wash-Out-Phase und dadurch bedingte Überhangs-Effekte
  der wirksameren Behandlung,

- Entzugs-Effekte der wirksameren Behandlung,

- Placebo-Effekt der weniger wirksamen Behandlung in der 1. Periode,
   der in der 2. Periode nachläßt,

- Decken-Effekte, wenn z.B. in der 2. Periode der Status der Patienten günstiger geworden ist und somit Behandlungs-Unterschiede
  nicht mehr so deutlich auftreten können.

HILLS und ARMITAGE (1979) und HECKER (1986) weisen darauf hin, daß
neben den reinen Carryover-Effekten auch allgemeinere (Behandlung x
Behandlungs-)Wechselwirkungen und (Behandlung- x Perioden-)Wechsel-
wirkungen als Ursache für solche Residual-Unterschiede in Betracht
zu ziehen sind.

Wenn im weiteren noch von Überhangs- oder Entzugs-Effekten gespro-
chen wird, dann nur, um eine anschaulichen Interpretationshilfe
dieser positiven oder negativen Residual-Effekte zu geben; die Ursachen dieser Effekte sollen damit keineswegs auf pharmakologische
beschränkt werden. Es soll für die weitere Diskussion festgehalten

werden, daß man zwischen positiven und negativen Residual-Effekten differenzieren muß.

3. Ein <u>Behandlungs-Unterschied</u> ist vorhanden, wenn die Wirkungen der beiden Behandlungen A und B bzw. Behanhdlungs-Effekte verschieden sind. Liegen keine Residual-Unterschiede vor, tritt der Behandlungs-Unterschied in beiden Perioden gleich stark auf, und dieser am meisten interessierende Unterschied kann effizient aus den Daten beider Perioden analysiert werden. Liegen jedoch Residual-Unterschiede vor, ist der in der 2. Periode auftretende Unterschied zwischen den beiden Behandlungswirkungen durch diesen Residual-Unterschied beeinträchtigt, und es können zur Analyse des (reinen) Behandlungs-Unterschieds nur die Daten der 1. Periode verwandt werden bzw. die Interpretation der auf beiden Perioden beruhenden Analyse muß modifiziert werden.

Die genaue Herleitung und Diskussion der entsprechenden Schätz- und Testverfahren für diese Effekte bzw. für Kombinationen dieser Effekte geschieht in den beiden folgenden Unterabschnitten 4.1.2 und 4.1.3.

4.1.2. Parameterschätzungen

Zur Bewertung der Ergebnisse von Crossover-Versuchen ist die sorgfältige Analyse der einzelnen Effekte bzw. Effekt-Unterschiede und ihrer
Größenordnung zueinander von großer Wichtigkeit. Die Schätzungen der
verschiedenen Effekt-Unterschiede haben dabei unterschiedliche Präzision. Deshalb sollen in den nächsten Abschnitten die Herleitungen von
entsprechenden Schätzungen und Konfidenzintervallen angegeben werden.

4.1.2.a. Schätzung des Residual-Unterschieds

Der <u>Residual-Unterschied</u> d_λ ist im weiteren definiert durch die
Differenz des 1. und des 2. Residual-Effektes

$$d_\lambda := \lambda_1 - \lambda_2 . \tag{4.1.2.1}$$

d_λ ist zu interpretieren als der Betrag, um den sich der Behandlungs-
Unterschied vom Übergang von der 1. ($d_\phi = d_{B_1}$) zur 2. ($d_{B_2} = d_\phi - d_\lambda$)
Periode ändert.

Abb. 4.2: Interpretation des Residual-Unterschieds d_λ

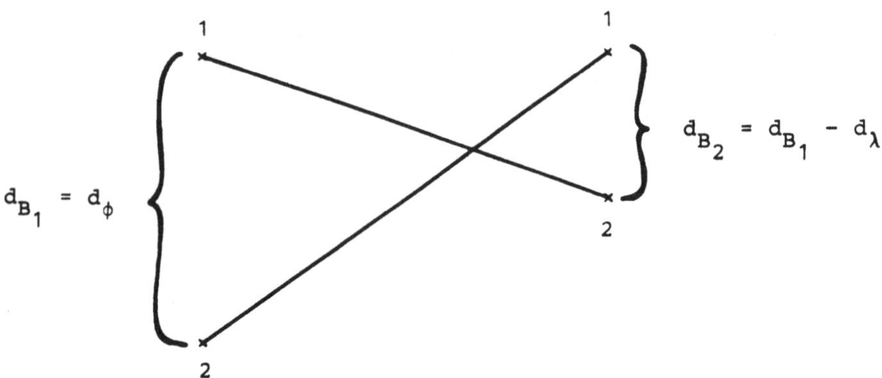

Ein Schätzer für d_λ ist gegeben durch die beobachtete Differenz des
Behandlungs-Unterschieds in der 1. Periode und des Behandlungs-
Unterschieds in der 2. Periode bzw. die Differenz des Mittels der 1.

Stichprobe und des Mittels der 2. Stichprobe:

$$\hat{d}_\lambda := (\bar{Y}_{1.1} - \bar{Y}_{2.1}) - (\bar{Y}_{2.2} - \bar{Y}_{1.2}) \qquad (4.1.2.2)$$

$$= (\bar{Y}_{1.1} + \bar{Y}_{1.2}) - (\bar{Y}_{2.1} + \bar{Y}_{2.2}) \; .$$

Wenn d_λ _positiv_ ist, verkleinert sich der Behandlungs-Unterschied in der 2. Periode (Überhangs-Effekt). Wenn d_λ _negativ_ ist, vergrößert er sich in der 2. Periode (Entzugs-Effekt); vgl. dazu auch den folgenden Teil 4.1.2.b.

$\hat{d}_\lambda$ ist erwartungstreu

$$E(\hat{d}_\lambda) = (\pi_1 + \phi_1 + \pi_2 + \phi_2 + \lambda_1) - (\pi_1 + \phi_2 + \pi_2 + \phi_1 + \lambda_2) \qquad (4.1.2.3)$$

$$= \lambda_1 - \lambda_2$$

und hat (im multivariaten Modell) die Varianz

$$Var(\hat{d}_\lambda) = \frac{1}{n_1} Var(Y_{1j1} + Y_{1j2}) + \frac{1}{n_2} Var(Y_{2j1} + Y_{2j2}) \qquad (4.1.2.4)$$

$$= \frac{1}{n_1} Var(e_{1j1} + e_{1j2}) + \frac{1}{n_2} Var(e_{2j1} + e_{2j2})$$

$$= (\frac{1}{n_1} + \frac{1}{n_2})(\sigma_1^2 + \sigma_2^2 + 2\sigma_{12}) \; .$$

Falls $\sigma_1^2 = \sigma_2^2 = \sigma^2$ und $n_1 = n_2 = n$, gilt:

$$Var(\hat{d}_\lambda) = \frac{4}{n}(\sigma^2 + \sigma_{12}) \qquad (4.1.2.5)$$

$$= \frac{4}{n} \sigma^2 (1 + \rho) \; .$$

Somit kann aus den Daten ein (grobes) 95%-Konfidenzintervall für d_λ angegeben werden durch:

$$KI(d_\lambda) \approx$$

$$\hat{d}_\lambda \pm 2 \, [\frac{1}{n_1} \hat{Var}(Y_{1j1} + Y_{1j2}) + \frac{1}{n_2} \hat{Var}(Y_{2j1} + Y_{2j2})]^{1/2} \; . \qquad (4.1.2.6)$$

4.1.2.b. Schätzung des Behandlungs-Unterschieds

Der <u>Behandlungs-Unterschied</u> d_ϕ ist definiert durch die Differenz aus
1. und 2. Behandlungs-Effekt

$$d_\phi := \phi_1 - \phi_2 \; . \tag{4.1.2.7}$$

d_ϕ ist gleich dem Behandlungs-Unterschied d_{B_1} in der 1. Periode, und
falls kein Residual-Unterschied vorliegt ($d_\lambda = 0$), auch gleich dem Behandlungs-Unterschied d_{B_2} in der 2. Periode.

Abb. 4.3: Interpretation des Behandlungs-Unterschieds d_ϕ

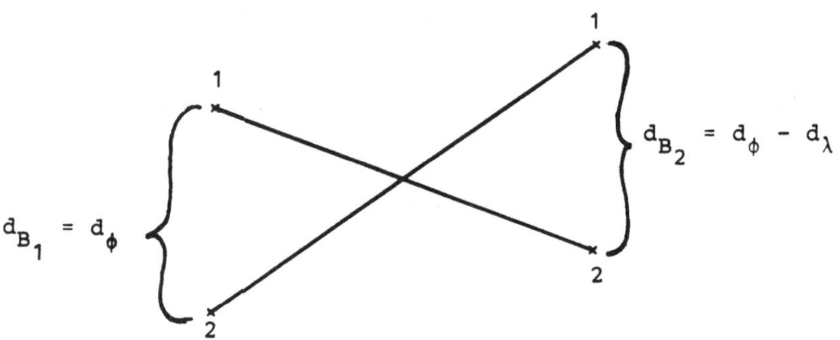

Falls kein Residual-Unterschied vorliegt, ist ein Schätzer für d_ϕ
gegeben durch den Mittelwert des beobachteten Behandlungs-Unterschieds
in der 1. Periode und des Behandlungs-Unterschieds in der 2. Periode
bzw. durch den Mittelwert des Beobachtungs-Unterschieds aus der 1.
Stichprobe und der 2. Stichprobe

$$\hat{d}_\phi := \frac{1}{2} \left[(\bar{y}_{1.1} - \bar{y}_{2.1}) + (\bar{y}_{2.2} - \bar{y}_{1.2}) \right] \tag{4.1.2.8}$$

$$= \frac{1}{2} \left[(\bar{y}_{1.1} - \bar{y}_{1.2}) + (\bar{y}_{2.2} - \bar{y}_{2.1}) \right] \; .$$

Falls kein Residual-Unterschied vorliegt (d.h. $\lambda_1 = \lambda_2$), ist $\hat{d}_\phi$ erwartungstreu

$$E_{\lambda_1 = \lambda_2}(\hat{d}_\phi) = \frac{1}{2} \left[(\pi_1 + \phi_1 - \pi_2 - \phi_2) + (\pi_2 + \phi_1 - \pi_1 - \phi_2) \right] \tag{4.1.2.9}$$

$$= \phi_1 - \phi_2 \; .$$

$\hat{d}_\phi$ hat die Varianz

$$\text{Var}(\hat{d}_\phi) = \frac{1}{4n_1} \text{Var}(Y_{1j1} - Y_{1j2}) + \frac{1}{4n_2} \text{Var}(Y_{2j1} - Y_{2j2}) \qquad (4.1.2.10)$$

$$= \frac{1}{4n_1} \text{Var}(e_{1j1} - e_{1j2}) + \frac{1}{4n_2} \text{Var}(e_{2j1} - e_{2j2})$$

$$= \frac{1}{4} \left(\frac{1}{n_1} + \frac{1}{n_2}\right)(\sigma_1^2 + \sigma_2^2 - 2\sigma_{12}) \ .$$

Falls $\sigma_1^2 = \sigma_2^2 = \sigma^2$ und $n_1 = n_2 = n$, gilt:

$$\text{Var}(\hat{d}_\phi) = \frac{1}{n}(\sigma^2 - \sigma_{12}) \qquad (4.1.2.11)$$

$$= \frac{1}{n} \sigma^2 (1-\rho) \ .$$

Wenn ein Residual-Unterschied existiert (d.h. $\lambda_1 = \lambda_2$), ist der Schätzer $\hat{d}_\phi$ des Behandlungs-Unterschieds verzerrt:

$$E(\hat{d}_\phi) = \frac{1}{2}[(\pi_1+\phi_1-\pi_2-\phi_2-\lambda_1) + (\pi_2+\phi_1+\lambda_2-\pi_2-\phi_1)] \qquad (4.1.2.12)$$

$$= (\phi_1 - \phi_2) - \frac{1}{2}(\lambda_1 - \lambda_2)$$

$$= d_\phi - d_\lambda/2 \ .$$

Korrigiert man $\hat{d}_\phi$ um den Wert $+ \hat{d}_\lambda/2$, so ergibt sich als Schätzer $\tilde{d}_\phi$ für d_ϕ ein Schätzer, der nur auf den Daten der 1. Periode beruht:

$$\tilde{d}_\phi = \hat{d}_\phi + 1/2 \ \hat{d}_\lambda \qquad (4.1.2.13)$$

$$= \frac{1}{2} [(\bar{Y}_{1.2} - \bar{Y}_{1.1}) - (\bar{Y}_{2.2} - \bar{Y}_{2.1})]$$

$$+ \frac{1}{2} [(\bar{Y}_{2.1} + \bar{Y}_{2.2}) - (\bar{Y}_{1.1} + \bar{Y}_{1.2})]$$

$$= \bar{Y}_{2.1} - \bar{Y}_{1.1} \ .$$

Dieser Schätzer $\tilde{d}_\phi$ ist zwar (stets) erwartungstreu

$$E(\tilde{d}_\phi) = (\pi_1 + \phi_2) - (\pi_1 - \phi_1) \qquad (4.1.2.14)$$

$$= \phi_2 - \phi_1 \ ,$$

doch seine Varianz beträgt:

$$\text{Var}(\tilde{d}_\phi) = \frac{1}{n_1} \text{Var}(y_{1j1}) + \frac{1}{n_2} \text{Var}(y_{2j1}) \tag{4.1.2.15}$$

$$= \left(\frac{1}{n_1} + \frac{1}{n_2}\right) \sigma_1^2 \,.$$

Falls $\sigma_1^2 = \sigma$ und $n_1 = n_2 = n$, gilt:

$$\text{Var}(\tilde{d}_\phi) = \frac{2}{n} \sigma^2 \,. \tag{4.1.2.16}$$

Der Schätzer $\tilde{d}_\phi$, der nur die Daten der 1. Periode berücksichtigt, ist zwar bei beliebigem Residual-Unterschied unverfälscht, hat aber eine wesentlich höhere Varianz als der Schätzer $\hat{d}_\phi$, der auf den Beobachtungs-Differenzen der Daten beider Perioden beruht und somit die inter-individuelle Streuung eliminiert.

Die <u>Richtung der Verfälschung</u> (Bias) des Schätzers $\hat{d}_\phi$ ist folgender-maßen gegeben, wenn o.B.d.A. $d_\phi \geq 0$ angenommen wird:

$$d_\lambda > 0 \;\rightarrow\; E(\hat{d}_\phi) = d_\phi - d_\lambda/2 < d_\phi \,, \tag{4.1.2.17}$$

d.h. bei <u>positivem</u> Residual-Unterschied <u>unter</u>schätzt $\hat{d}_\phi$ den wahren Wert d_ϕ . Ein positiver Residual-Unterschied impliziert für die Differenz der Erwartungswerte der Meßwerte der 2. Periode

$$E(\bar{y}_{1.2} - \bar{y}_{2.2}) = \phi_2 - \phi_1 - \lambda_1 - \lambda_2 \tag{4.1.2.18}$$

$$< \phi_2 - \phi_1$$

$$= E(\bar{y}_{2.1} - \bar{y}_{1.1}) \,,$$

d.h. die Differenz der Behandlungs-Unterschiede ist dann in der 2. Periode kleiner als in der 1. Periode. Hier wirkt sich also ein <u>positiver Residual-Unterschied</u> (bei positivem Behandlungs-Unterschied) als <u>Über-hangs</u>-Effekt aus.

Analog gilt (wieder bei positivem d_ϕ):

$$d_\lambda < 0 \;\rightarrow\; E(\hat{d}_\phi) > d_\phi \,, \tag{4.1.2.19}$$

d.h. bei <u>negativem</u> Residual-Unterschied <u>über</u>schätzt $\hat{d}_\phi$ den wahren Wert d_ϕ . Ein negativer Residual-Unterschied bewirkt, daß die Differenz der Behandlungsunterschiede $E(\bar{y}_{1.2} - \bar{y}_{2.2})$ in der 2. Periode größer ist als in der 1. Periode:

$$E(\bar{y}_{1.2} - \bar{y}_{2.2}) > E(\bar{y}_{2.1} - \bar{y}_{1.2}) \,.$$

Ein <u>negativer Residual-Effekt</u> d_λ wirkt sich also (bei positivem Behandlungs-Unterschied) als ein <u>Entzugs</u>-Effekt aus.

Allgemein bewirkt ein Residual-Unterschied also, daß der Behandlungs-Unterschied in der 1. Periode verschieden ist vom Behandlungs-Unterschied in der 2. Periode. Dies begründet die Bezeichnung (Behandlungs x Perioden)-<u>Wechselwirkungs</u>-Effekt.

(Grobe) 95%-Konfidenzintervalle für d_ϕ bzw. $d_\phi - d_\lambda/2$ können angegeben werden durch:

$$KI(d_\phi - d_\lambda/2) \simeq \hat{d}_o \pm 2\left[\frac{1}{4n_2} \hat{Var}(Y_{1j2} - Y_{1j1}) + \frac{1}{4n_2} \hat{Var}(Y_{2j1} - Y_{2j2})\right]^{1/2},$$

(4.1.2.21)

$$KI(d_\phi) \simeq \tilde{d}_\phi \pm 2\left[\frac{1}{n_1} \hat{Var}(Y_{1j1}) + \frac{1}{n_2} \hat{Var}(Y_{2j1})\right]^{1/2} . \qquad (4.1.2.22)$$

4.1.2.c. Schätzung des Perioden-Unterschieds

Der <u>Perioden-Unterschied</u> ist definiert durch die Differenz zwischen 1.
und 2. Perioden-Effekt

$$d_\pi := \pi_1 - \pi_2 \; . \tag{4.1.2.23}$$

d_π ist zu interpretieren als der Betrag, um den das Mittel m_1 der 1.
Periode abfällt auf das Mittel m_2 der 2. Periode.

Abb. 4.4: Interpretation des Perioden-Unterschieds d_π

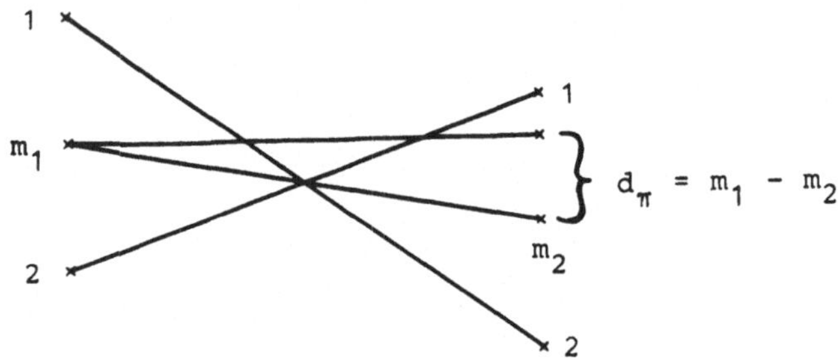

Ein Schätzer für d_π ist definiert durch die Differenz des beobachteten Mittels der beiden Behandlungen der 1. Periode und des beobachteten Mittels der 2. Periode bzw. durch das Mittel des Beobachtungs-
unterschiedes der 1. Gruppe und der 2. Gruppe:

$$\hat{d}_\pi := \frac{1}{2}[(\bar{Y}_{1.1} + \bar{Y}_{2.1}) - (\bar{Y}_{1.2} + \bar{Y}_{2.2})] \tag{4.1.2.24}$$

$$= \frac{1}{2}[(\bar{Y}_{1.1} - \bar{Y}_{1.2}) + (\bar{Y}_{2.1} - \bar{Y}_{2.2})] \; .$$

$\hat{d}_\pi$ hat wegen $\lambda_1 + \lambda_2 = 0$ den Erwartungswert

$$E(\hat{d}_\pi) = \frac{1}{2}(\pi_1 + \phi_1 - \pi_2 - \phi_2 - \lambda_1 + \pi_1 + \phi_2 - \pi_1 - \phi_1 - \lambda_2) \tag{4.1.2.25}$$

$$= \pi_1 - \pi_2 - \frac{1}{2}(\lambda_1 + \lambda_2)$$

$$= \pi_2 - \pi_1$$

und die Varianz

$$\mathrm{Var}(\hat{d}_\pi) = \frac{1}{4n_1} \mathrm{Var}(y_{1j1} - y_{1j2}) + \frac{1}{4n_2} \mathrm{Var}(y_{2j1} - y_{2j2}) \qquad (4.1.2.26)$$

$$= \frac{1}{4}(\frac{1}{n_1} + \frac{1}{n_2})(\sigma_1^2 + \sigma_2^2 - 2\sigma_{12}) \ .$$

Falls $\sigma_1^2 = \sigma_2^2 = \sigma^2$ und $n_1 = n_2 = n$, gilt:

$$\mathrm{Var}(\hat{d}_\pi) = \frac{1}{n}(\sigma^2 - \sigma_{12}) \qquad (4.1.2.27)$$

$$= \frac{1}{n} \sigma^2(1 - \rho) \ .$$

Somit kann ein (grobes) 95%-Konfidenzintervall für d_π angegeben werden
durch:

$$\mathrm{KI}(d_\pi) \simeq$$

$$\hat{d}_\pi \pm 2[\frac{1}{4n_1} \hat{\mathrm{Var}}(y_{1j1} - y_{1j2}) + \frac{1}{4n_2} \hat{\mathrm{Var}}(y_{2j1} - y_{2j2})]^{1/2} \ . \qquad (4.1.2.28)$$

Bemerkung: Der Perioden-Unterschied d_π ist hier nur schätzbar, weil
wegen $\lambda_1 + \lambda_2 = 0$ der mittlere Residual-Unterschied per definitionem
im Perioden-Unterschied enthalten ist. GRIZZLE (1965) führte aus, daß
ein reiner Perioden-Effekt, der nicht mit einem Residual-Effekt vermengt ist, grundsächlich nicht schätzbar ist.

Diskussion: Faßt man die Ergebnisse zusammen, ergeben sich große Unterschiede in der Streuung der verschiedenen Schätzer.

Falls $\sigma_1 = \sigma_2 = \sigma$ und $n_1 = n_2 = n$, gilt:

$$\mathrm{Var}(\hat{d}_\lambda) = \frac{4}{n} \sigma^2(1 + \rho) \ ,$$

$$\mathrm{Var}(\tilde{d}_\phi) = \frac{2}{n} \sigma^2 \ ,$$

$$\mathrm{Var}(\hat{d}_\phi) = \mathrm{Var}(\hat{d}_\pi) = \frac{1}{n} \sigma^2(1 - \rho) \ .$$

Bei positivem ρ ist also die Varianz des Schätzers $\hat{d}_\lambda$ für den Residual-
Unterschied mehr als doppelt so groß wie die des Schätzers $\tilde{d}_\phi$ für den
(reinen) Behandlungs-Unterschied und mehr als viermal so groß wie die
Varianz der Schätzer $\hat{d}_\phi$ oder $\hat{d}_\pi$.

4.1.3. Hypothesen und Tests

GRIZZLE (1965) leitete aus dem gemischten linearen Modell (4.1.1.1)
eine univariate Varianzanalyse ab und gelangte zu Tests auf Residual-
und Behandlungs-Unterschieden sowie zu einem Test auf Behandlungs-
Unterschied für den Fall, daß kein Residual-Unterschied vorliegt;
Korrekturen dazu finden sich bei GRIZZLE (1974) und GRIEVE (1982).

KOCH (1972) hat gezeigt, daß sich aus dem linearen Modell (4.1.1.1)
recht einfach Rangtests für verschiedene Effekte herleiten lassen,
indem man pro Individuum bestimmte Kontraste bildet und diese dann mit
2-Stichproben-Rangtests auswertet. Führt man anstelle der Rangtests
entsprechende t-Tests durch, so bekommt man einen weiteren, anschauli-
cheren Zugang zu parametrischen Tests. HILLS und ARMITAGE (1979) haben
gezeigt, daß diese t-Tests äquivalent sind zu den Varianzanalyse-Tests
von GRIZZLE.

ZIMMERMANN und RAHLFS (1980) legten das weniger restriktive multivariate Modell (4.1.1.2) zugrunde; daraus leiteten sie eine multivariate
Varianzanalyse ab sowie eine univariate Varianzanalyse als Alternative
zum Ansatz von GRIZZLE. Es läßt sich zeigen, daß die nichtparametrischen Tests von KOCH sowie die entsprechenden parametrischen Tests
ebenfalls aus dem weniger restriktiven Modell (4.1.1.2) hergeleitet
werden können; vgl. LEHMACHER (1982).

Im weiteren werden nun für die verschiedenen Hypothesen parametrische
Tests, nichtparametrische Tests sowie Permutationstests angegeben.
Dabei wird einheitlich vom Modell (4.1.1.2) ausgegangen. Bei den nichtparametrischen Tests sowie den Permutationstests sind darüber hinaus
die üblichen Abschwächungen bzgl. der Verteilungsannahmen möglich. Da
die verschiedenen Testansätze auf dem gleichen Grundgedanken beruhen,
nämlich der Bildung von bestimmten Kontrasten pro Individuum und deren
anschließender Analyse mit einem 2- oder 1-Stichproben-Test, sollen
parametrische und nichtparametrische Verfahren jeweils in einem gemeinsamen Unterabschnitt dargestellt werden.

Während bei anderen Autoren die Tests auf Behandlungs-Unterschiede
stets nur unter der Voraussetzung eines fehlenden Residual-Unterschieds
betrachtet werden, wird hier auch diskutiert, wie sich diese Tests
verhalten, wenn doch Residual-Unterschiede vorliegen bzw. welche
Hypothesen diese Tests tatsächlich testen und wie diese Ergebnisse
richtig zu interpretieren sind.

Eine Kombination dieser im folgenden aufgeführten Einzel-Tests zu einer neuen Gesamtstrategie zur Analyse von Crossover-Experimenten wird dann im Unterabschnitt 4.1.5 gegeben.

4.1.3.a. Tests gegen Residual-Unterschiede

Die <u>Nullhypothese identischer Residual-Effekte</u> bzw. die <u>Nullhypothese des fehlenden Residual-Unterschieds</u> lautet:

$$H_R: \lambda_1 = \lambda_2 \; . \tag{4.1.3.1}$$

Zum Testen von H_R bildet man die <u>Beobachtungssummen</u> s_{ij} , die sich folgendermaßen zusammensetzen:

$$s_{ij} := y_{ij1} + y_{ij2} \tag{4.1.3.2}$$

$$= 2\mu + (\pi_1 + \pi_2) + (\phi_1 + \phi_2) + \lambda_i + (e_{ij1} + e_{ij2}) \; .$$

Unter H_R sind die beiden Gruppen der Beobachtungssummen s_{1j} , $j = 1,\ldots,n_1$, und s_{2j} , $j = 1,\ldots,n_2$, identisch verteilt. Wenn die Reste e_{ijk} normal-verteilt sind, kann man also H_R testen, indem man auf die beiden Gruppen von Beobachtungssummen einen <u>2-Stichproben-t-Test</u> anwendet; vgl. HILLS und ARMITAGE, 1979.

<u>Nichtparametrisch</u> kann man die Homogenität der Verteilungen der s_{1j} und der s_{2j} mit einem <u>2-Stichproben-WILCOXON-Test</u> (oder einem anderen nichtparametrischen Test) überprüfen; vgl. KOCH, 1972. Wenn man lieber die Originaldaten s_{1j} und s_{2j} statt deren Ränge in die Prüfgröße eingehen lassen lassen will, kann man die Homogenität der Verteilungen mit einem Permutations-Test für 2 Stichproben überprüfen.

4.1.3.b. Tests gegen Behandlungs-Unterschiede, wenn keine Residual-Unterschiede existieren

Die <u>Nullhypothese identischer Behandlungs-Effekte</u> bzw. die <u>Nullhypo-these des fehlenden Behandlungs-Unterschieds</u> unter der Bedingung eines fehlenden Residual-Unterschieds lautet:

$$H_{B|R}: \phi_1 = \phi_2 \mid \lambda_1 = \lambda_2 \ . \tag{4.1.3.3}$$

Zum Testen von $H_{B|R}$ bildet man die <u>Beobachtungsdifferenzen</u> d_{ij} , die sich unter der Voraussetzung fehlender Residual-Unterschiede folgender-maßen zusammensetzen:

$$d_{ij} := y_{ij1} - y_{ij2} \tag{4.1.3.4}$$

$$= (\pi_1 - \pi_2) + (-1)^{i+1} (\phi_1 - \phi_2) + (e_{ij1} - e_{ij2}) \ .$$

Unter $H_{B|R}$ sind die beiden Gruppen der Beobachtungsdifferenzen d_{1j} , $j = 1,\dots, n_1$, und d_{2j} , $j = 1,\dots,n_2$, identisch verteilt. Bei normal-verteilten Resten e_{ijk} kann man $H_{B|R}$ testen, indem man auf die beiden Gruppen von Beobachtungsdifferenzen einen <u>2-Stichproben-t-Test</u> anwendet.

<u>Nichtparametrisch</u> kann man die Homogenität der Verteilungen der d_{1j} und d_{2j} mit einem <u>2-Stichproben-Rang-Test</u> überprüfen; ebenfalls kann man einen 2-Stichproben-Permutations-Test anwenden.

Diese Tests sollen im weiteren <u>Beobachtungsdifferenzen-Tests</u> genannt werden.

4.1.4.c. Beobachtungsdifferenzen-Test im allgemeinen Fall als Test gegen Nichtparallelität

Im allgemeinen Fall, d.h., wenn Residual-Unterschiede existieren bzw. wenn die Bedingung $d_\lambda = 0$ bzw. $\lambda_1 = \lambda_2$ nicht mehr erfüllt ist, ändert sich das Signifikanzniveau des obigen Tests bzw. die tatsächlich ge-testeten Hypothesen (Nullhypothese und Alternative) ändern sich.

Die Beobachtungsdifferenzen d_{ij} haben allgemein die Erwartungswerte

$$E(d_{1j}) = (\pi_1 - \pi_2) + (\phi_1 - \phi_2) - \lambda_1 \; , \qquad (4.1.3.5)$$

$$E(d_{2j}) = (\pi_1 - \pi_2) + (\phi_2 - \phi_1) - \lambda_2 \; .$$

Somit gilt für deren Differenz

$$E(d_{1j}) - E(d_{2j}) = 2(\phi_2 - \phi_1) - (\lambda_2 - \lambda_1) \qquad (4.1.3.6)$$

$$= 2d_\phi - d_\lambda \; .$$

Ist nun $d_\lambda < 0$ (__negativer Residual-Unterschied bzw. Entzugs-Effekt__),
so ist bei $d_\phi \geq 0$ die Differenz $E(d_{1j}) - E(d_{2j}) > 0$, und die Prüfgrößen
der obigen Tests haben ebenfalls einen positiven Erwartungswert. Somit
halten die obigen Tests als Tests für die Nullhypothese identischer
Behandlungs-Effekte ($d_\phi = 0$) als zweiseitige Tests (bzw. als Test gegen
die einseitige Alternative $d_\phi > 0$) ihr Niveau α nicht ein, sie sind
also __antikonservativ__. Analog sind diese Tests konservativ als Tests
gegen die einseitige Alternative $d_\phi < 0$.

Im Fall $d_\lambda > 0$ (__positiver Residual-Unterschied bzw. Überhangs-Effekt__)
gilt entsprechend: Der Beobachtungsdifferenzen-Test ist als zweiseiti-
ger Test oder als einseitiger Test gegen $d_\phi > 0$ __konservativ__.

Somit ist im allgemeinen Fall (d.h. d_λ beliebig) der Beobachtungsdifferenzen-Test ein Test für die __Nullhypothese der Parallelität__ der
Crossover-Verläufe (__Parallelitäts-Hypothese__)

$$H_P: \quad d_\phi - d_\lambda/2 = 0 \; . \qquad (4.1.3.7)$$

Denn diese Nullhypothese besagt anschaulich, daß der Anstieg der 1.
Gruppe gleich dem Anstieg der 2. Gruppe ist:

$$E(\bar{Y}_{1.2} - \bar{Y}_{1.1}) = E(\bar{Y}_{2.2} - \bar{Y}_{2.1}) \; . \qquad (4.1.3.8)$$

Dies bedeutet, daß die Mittelwertsverläufe parallel sind und somit Behandlung 1 und 2 "äquivalent" sind, d.h. hier höchstens ein Perioden-
Effekt existiert. Ebenso besagt H_P , daß die Behandlungs-Unterschiede

im Mittel beider Perioden identisch sind:

$$E(\bar{Y}_{1.1} + \bar{Y}_{2.2}) = E(\bar{Y}_{1.2} + \bar{Y}_{2.1}) \; . \qquad (4.1.3.9)$$

Kann diese Nullhypothese verworfen werden, so besagt dies, daß die Behandlung 1 nicht "äquivalent" zur Behandlung 2 ist, in dem Sinne, daß

- die beiden Mittelwerts-Verläufe nicht parallel sind bzw.

- die Abfolge der Behandlungen (12) günstiger ist als die umgekehrte Abfolge (21) bzw.

- Behandlung 1 im Mittel der beiden Perioden günstiger als Behandlung 2 ist.

Der Grund hierfür kann darin liegen, daß ein <u>positiver </u>(direkter) <u>Behandlungs-Unterschied</u> d_{ϕ}, ein <u>negativer</u> (indirekter) <u>Residual-Unterschied</u> d_{λ} (Entzugs-Effekt) oder eine Mischung von beiden Effekten vorliegt.

Falls ein positiver Residual-Unterschied existiert, kann durch die Konservativität des Tests in diesem Fall erst recht auf einen positiven Behandlungs-Unterschied geschlossen werden.

Der direkte Behandlungs-Unterschied d_{ϕ} und der Residual-Unterschied d_{λ} sind hier vermengt (confounded), so daß eine weitergehende Interpretation der Nicht-Äquivalenz in Richtung einer Zerlegung in Behandlungs- und Residual-Anteil nicht möglich ist.

Falls a priori – sei es aus Vorwissen oder aus medizinischen Gründen – ein negativer Residual-Effekt ausgeschlossen werden kann, darf bei einem signifikanten Ausgang des Beobachtungsdifferenzen-Test auf einen (direkten) Behandlungs-Unterschied geschlossen werden.

Wie im Unterabschnitt 4.1.2 dargelegt, ist der Schätzer $\hat{d}_{\phi}$ des Behandlungs-Unterschieds mit einer nur sehr geringen Varianz behaftet; analog gilt hier für den Beobachtungsdifferenzen-Test, daß er sehr <u>trennscharf</u> ist.

4.1.3.d. Tests gegen Behandlungs-Unterschiede, wenn Residual-Unterschiede existieren

Wenn Residual-Unterschiede bestehen, können zum Test auf (direkten) Behandlungs-Unterschied nur die Beobachtungen der 1. Periode zur Analyse verwertet werden, indem auf diese beiden Stichproben y_{1j1} $j = 1,\ldots,n_1$, und y_{2j1} , $j = 1,\ldots,n_2$, ein _2-Stichproben-t-Test_ angewandt wird. Dieser Test ist natürlich wieder weniger trennscharf, da er als 2-Gruppen-Vergleich die interindividuelle Variabilität nicht eliminieren kann. Eine leichte Verbesserung ergibt sich hier nur, wenn Vorwerte einbezogen werden können; vgl. Unterabschnitt 4.1.6 und 4.1.7.

Nichtparametrisch kann man die Homogenität der beiden Verteilungen mit einem _2-Stichproben-Rangtest_ überprüfen (KOCH, 1972); ebenfalls kann man einen 2-Stichproben-Permutations-Test anwenden.

4.1.3.e. Simultane Tests gegen Behandlungs- und Residual-Unterschiede

Oft interessiert, ob die Behandlung überhaupt eine Wirkung hat, sei es, ob ein (direkter) Behandlungs-Unterschied oder ein (indirekter) Residual-Unterschied vorliegt. Unter der simultanen _Nullhypothese fehlender Behandlungs- und fehlender Residual-Unterschiede_ bzw. der _Identitäts-Hypothese_

$$H_I : \phi_1 = \phi_2 \ , \ \lambda_1 = \lambda_2 \tag{4.1.3.10}$$

gilt, daß die beiden Stichproben (zweidimensionaler) Vektoren $(y_{1j1}$, $y_{1j2})$, $j = 1,\ldots,n_1$, und $(y_{2j1}$, $y_{2j2})$, $j = 1,\ldots,n_2$, identische Verteilungen haben. Dies überprüft man bei normal-verteilten Resten, indem man einen (zweidimensionalen) _2-Stichproben-T^2-Test_ anwendet. Wegen der Invarianz des T^2-Tests gegen affine Transformationen ist dieser Test identisch mit einem Test, der auf die Vektoren $(s_{ij}$, $d_{ij})$ der Beobachtungssummen und -differenzen angewendet wird.

Nichtparametrisch überprüft man die Homogenität der Verteilungen der $(y_{1j1}$, $y_{1j2})$ und $(y_{2j1}$, $y_{2j2})$ mit einem (zweidimensionalen) _2-Stichproben-Rang-Test_; ebenso kann man einen 2-Stichproben-Permutations-Test anwenden etwa über die obige T^2-Statistik.

Ein multivariater Test zur simultanen Überprüfung von (direktem)
Behandlungs- und Residual-Unterschied wurde im nichtparametrischen
Fall von KOCH (1972) vorgeschlagen, allerdings unter der unnötigen
Annahme des restriktiven Modells (4.1.1.1). Als parametrischer Test
wurde er vorgeschlagen von ZIMMERMANN und RAHLFS (1980) unter dem
allgemeineren Modell (4.1.1.2) und später von POLONIECKI und DANIEL
(1981).

4.1.3.f. Tests gegen Unterschiede in der 2. Periode

Analog dem Vergleich der Daten der 1. Periode können auch die Daten
der 2. Periode mit einem 2-Stichproben-Test verglichen werden. Die
Nullhypothese der Identität in der 2. Periode

$$H_{2P}: E(y_{1.2}) = E(y_{2.2}) \qquad\qquad (4.1.3.11)$$

ist wegen

$$E(y_{1.2}) = \mu + \phi_2 + \pi_2 + \lambda_1 \quad \text{und} \quad E(y_{2.2}) = \mu + \phi_1 + \pi_2 + \lambda_2 \qquad (4.1.3.12)$$

äquivalent zu

$$\phi_2 - \phi_1 = \lambda_2 - \lambda_1 \text{ bzw. } d_\phi = d_\lambda \text{ bzw. } d_\phi - d_\lambda = 0 . \qquad (4.1.3.13)$$

Unter H_{2P} sind die beiden Stichproben der Beobachtungen der 2. Periode
identisch verteilt und H_{2P} kann mit einem 2-Stichproben-t-Test überprüft werden.

Nichtparametrisch kann die Homogenität der beiden Verteilungen mit
einem 2-Stichproben-Rang-Test überprüft werden.

Falls $d_\lambda = 0$ vorausgesetzt werden kann, ist H_{2P} mit H_B äquivalent und
die Ablehnung von H_{2P} führt zum Nachweis eines (direkten) Behandlungs-
Effekts $d_\phi \neq 0$. Muß ein beliebiges d_λ unterstellt werden, bedeutet
die Ablehnung von H_{2P} nur $d_\phi - d_\lambda \neq 0$. Liegt ein positiver Residual-
Unterschied (Überhangs-Effekt) $d_\lambda > 0$ vor, ist dieser Test als Test auf
Behandlungs-Unterschied konservativ; liegt ein negativer Residual-
Unterschied (Entzugs-Effekt) vor, ist er antikonservativ. Somit darf
ein signifikantes Testergebnis nur in ähnlicher Weise interpretiert
werden wie das des Beobachtungsdifferenzen-Tests:

Die Behandlungen sind nicht "äquivalent", auf einen (direkten) positiven Behandlungs-Unterschied d_ϕ oder einen (indirekten) negativen Residual-Unterschied d_λ (Entzugs-Effekt) darf geschlossen werden.

Dieser Test ist sicherlich nicht der wichtigste der beim Crossover konstruierbaren Tests. Er soll aber hier deswegen vorgestellt werden, da er in die Testprozedur, die im übernächsten Unterabschnitt eingeführt wird, ohne Effizienzverlust mit hinzugenommen werden kann und die Ergebnisse eines Crossover-Versuchs dann zusätzlich bewerten kann. Insbesonders kann er dazu dienen, bei der Planung weiterer Untersuchungen statt eines Crossover-Plans einen 2-Stichproben-Plan mit Vorbeobachtung als hinreichend trennscharf zu erkennen.

4.1.3.g. Tests gegen Perioden-Unterschiede

Die <u>Nullhypothese identischer Perioden-Effekte</u> bzw. die <u>Nullhypothese fehlender Perioden-Unterschiede</u> lautet:

$$H_{Per} : \pi_1 = \pi_2 . \tag{4.1.3.14}$$

Zum Testen von H_{Per} bildet man die <u>Crossover-Differenzen</u> c_{ij} , die sich folgendermaßen zusammensetzen:

$$c_{1j} := y_{1j1} - y_{1j2} \tag{4.1.3.15}$$

$$= (\pi_1 - \pi_2) + (\phi_1 - \phi_2) - \lambda_1 + (e_{1j1} - e_{1j2}) ,$$

$$c_{2j} := y_{2j2} - y_{2j1}$$

$$= (\pi_2 - \pi_1) + (\phi_1 - \phi_2) + \lambda_2 + (e_{2j2} - e_{2j1}) .$$

Unter H_{Per} sind wegen $\lambda_1 + \lambda_2 = 0$ die beiden Gruppen der Crossover-Differenzen c_{1j} , $j = 1,\ldots, n_1$, und c_{2j} , $j = 1,\ldots,n_2$, bei normalverteilten Resten e_{ijk} identisch verteilt. Dann kann man H_{Per} testen, indem man auf die beiden Gruppen von Crossover-Differenzen einen <u>2-Stichproben-t-Test</u> anwendet.

Im allgemeinen Fall sind die Verteilungen der $(e_{1j1} - e_{1j2})$ und der $(e_{2j2} - e_{2j1})$ nicht immer identisch. Um hier zu Rangtests zu kommen, muß zusätzlich zur Gültigkeit des linearen Modells (4.1.1.2) die

Gleichheit dieser beiden Verteilungen verlangt werden; diese ist z.B. im Modell (4.1.1.1) erfüllt. Dann kann man die Homogenität der Verteilungen der c_{1j} und der c_{2j} mit einem 2-Stichproben-Rang-Test überprüfen.

<u>Bemerkung</u>: Diese Tests für die Nullhypothese $H_{Per} : \pi_1 = \pi_2$ sind hier nur konstruierbar, weil wegen $\lambda_1 + \lambda_2 = 0$ der mittlere Residual-Effekt per definitionem im Perioden-Effekt π_2 enthalten ist. Ein Test, der den reinen Zeit-Einfluß ohne die jeweiligen Nach-Einflüsse untersucht, ist nicht herleitbar, bzw. man muß voraussetzen, daß keine Nach-Einflüsse existieren.

KOCH (1972) schlug einen nichtparametrischen Test gegen Perioden-Unterschiede vor, der auf dem 2-Stichproben-Vergleich der Crossover-Differenzen basiert; er setzte allerdings dabei voraus, daß Residual-Unterschiede fehlen müssen. TAULBEE (1982) wies darauf hin, daß die Gleichheit der Residual-Effekte ($\lambda_1 = \lambda_2 = \lambda$) alleine nicht hinreicht, einen Test gegen den reinen Perioden-Einfluß herzuleiten, sondern hier nur die Nullhypothese $H: \pi_1 = \pi_2 + \lambda$ getestet wird. Würde man auf die Festlegung $\lambda_1 + \lambda_2 = 0$ verzichten, würde die dabei gestestete Nullhypothese $H: \pi_1 = \pi_2 + (\lambda_1 + \lambda_2)/2$ lauten.

Wie oben gezeigt wurde, ist diese bei KOCH und TAULBEE geforderte Voraussetzung eines fehlenden Residual-Effekts $d_\lambda = 0$ nicht nötig; dennoch muß dem Anwender bewußt sein, daß der hier verwandte Perioden-Effekt zwei medizinisch völlig verschieden zu interpretierende Einflüsse, nämlich den beiden Behandlungen gemeinsamen "Nach"-Einfluß und den "Zeit"-Einfluß, zusammenfaßt.

4.1.3.h. Tests gegen Behandlungs-Unterschiede, wenn keine Residual- und Perioden-Unterschiede existieren

Die <u>Nullhypothese identischer Behandlungs-Effekte</u> bzw. die <u>Nullhypothese fehlender Behandlungs-Unterschiede</u> unter der Bedingung fehlender Residual- und Perioden-Unterschiede lautet:

$$H_{B|R,Per} : \phi_1 = \phi_2 \mid \lambda_1 = \lambda_2 , \pi_1 = \pi_2 . \qquad (4.1.3.16)$$

Diese Voraussetzung ist zwar beim Crossover-Plan selten erfüllt; realistischer ist sie beim Matched-Pairs-Plan (Verbundene Stichproben). Der Vollständigkeit halber soll dieser Fall hier aber auch aufgenommen werden. Man bildet wieder die <u>Crossover-Differenzen</u> c_{ij} , die sich unter der Voraussetzung fehlender Residual- <u>und</u> fehlender Perioden-Unterschiede folgendermaßen zusammensetzen:

$$c_{1j} = Y_{1j1} - Y_{1j2} = (\phi_1 - \phi_2) + (e_{1j1} - e_{1j2}) , \qquad (4.1.3.17)$$

$$c_{2j} = Y_{2j2} - Y_{2j1} = (\phi_1 - \phi_2) + (e_{2j2} - e_{2j1}) .$$

Unter $H_{B|R,Per}$ sind die $N = n_1 + n_2$ Crossover-Differenzen bei <u>normal</u>-verteilten Resten normal-verteilt mit Erwartungswert 0. Somit kann man hier $H_{B|R,Per}$ prüfen, indem man auf die N Crossover-Differenzen einen <u>1-Stichproben-t-Test</u> anwendet.

Im allgemeinen Fall sind die Verteilungen der $(e_{1j1} - e_{1j2})$ und der $(e_{2j2} - e_{2j1})$ nicht immer identisch und nicht symmetrisch um 0. Um hier zu Rang-Symmetrie-Tests zu kommen, muß man zusätzlich zum linearen Modell (4.1.1.2) die Gleichheit und Symmetrie dieser beiden Verteilungen verlangen; dies ist z.B. im Modell (4.1.1.1) erfüllt. Dann kann man die Symmetrie um 0 der c_{ij} mit einem 1-Stichproben-WILCOXON-Test oder einem anderen Rang-Symmetrie-Test überprüfen.

4.1.3.i. Bemerkungen zu den Rangtests

Die oben beschriebenen Rangtests benötigen zwar schwächere Voraussetzungen als die parametrischen Tests, aber sie selbst sind keineswegs "voraussetzungslos" oder "stets anwendbar". So ist folgendes zu beachten:

1) Die Tests (a,b,c,g,h) bilden erst Summen oder Differenzen von Beobachtungen und wenden dann darauf Rangtests an; bei diesem "Ranking
   after alignment" ist aber <u>metrisches Skalenniveau</u> notwendig. Somit
   fehlen also noch Verfahren für ordinale Daten (wie etwa Schmerz-
   oder Befindlichkeits-Skalen). Man muß sich mit der Anwendung der
   Rangverfahren behelfen, wobei man immerhin davon ausgehen kann, daß
   sie unter der Nullhypothese fehlender Effekte wegen der dann plau-
   siblen entsprechenden Permutationshypothese ihr Niveau einhalten
   und unter relevanten Alternativen sich diese auch in den Summen
   oder Differenzen niederschlagen. Dennoch sind die Ergebnisse dann
   vorsichtig zu bewerten.

2) Auch die Rangtests (a,b,c,g,h) basieren auf einem <u>linearen</u>, d.h.
   additiven Modell; lediglich die Tests (d), (e) und (f) sind auch in
   allgemeineren Modellen sinnvoll.

3) Die Rangtests sind natürlich nicht gegen die gesamte Alternative
   zur jeweiligen Nullhypothese konsistent, sondern nur gegen die
   sogenannte "Tendenzalternative".

4) Rangtests setzen im 2-Stichproben-Fall voraus, daß unter der Nullhypothese beide Verteilungen identisch sind; sind z.B. die Varianzen
   heterogen, so kann auch kein WILCOXON-Test angewandt werden. (Ähnlich wie beim BEHRENS-FISHER-Problem des t-Tests müssen dann auch
   im nichtparametrischen Fall entsprechend modifizierte Tests herangezogen werden). Im 1-Stichproben-Fall setzen die Rangtests voraus,
   daß unter der Nullhypothese die Verteilung symmetrisch ist. Nur
   wenn die jeweiligen Voraussetzungen als erfüllt angesehen werden,
   dürfen Rangtests angewandt werden. Besonders bei den Tests (g) und
   (h) muß der Anwender sorgfältig prüfen, ob die verlangten Voraussetzungen erfüllt sind.

5) Der multivariate Ansatz erlaubt es also, die wichtigsten der Rangtests unter etwas weniger restriktiven Voraussetzungen als bei KOCH
   (1972) herzuleiten.

Zusammenfassend läßt sich festhalten, daß gegenüber den parametrischen
Tests im wesentlichen nur auf die Voraussetzung der Normal-Verteilung
der Reste verzichtet werden kann.

<u>Diskussion</u>: Der univariate Ansatz im gemischten linearen Modell
(4.1.1.1), der die Voraussetzung identischer Varianzen in beiden Perioden sowie eine positive Kovarianz beinhaltet, ist also zur Herleitung der Testverfahren nicht nötig; wie bei den meisten Problemen mit
wiederholten Messungen genügt ein allgemeinerer multivariater Ansatz
mit beliebigen Varianzen und Kovarianzen.

Die Methode, pro Individuum Kontraste (Beobachtungssummen oder
-differenzen) zu berechnen und diese mit Standard-Tests auszuwerten,
führt zu Verfahren, die für den Anwender einfacher zu nachvollziehen
sind, da die nötigen Daten-Transformationen und Tests sofort über die
bekannten Statistik-Programm-Systeme durchzuführen sind und keine
speziellen Programme benötigen.

Darüber hinaus lassen sich aus diesem multivariaten Ansatz auch Rang-
und Permuations-Tests ableiten; es zeigt sich dabei, daß KOCH (1972)
seine Rangtests aus dem unnötig restriktiven Ansatz des univariaten
Modells hergeleitet hat.

4.1.4. Die Vortest-Methode nach GRIZZLE

Der trennscharfe Beobachtungsdifferenzen-Test, der die Beobachtungsdifferenzen d_{1j} und d_{2j} vergleicht, ist als Test auf (reinen) Behandlungs-Unterschied nur unter der Voraussetzung anwendbar, daß kein bzw. kein negativer Residual-Unterschied vorliegt. Er sollte hierfür nur dann angewandt werden, wenn aus sachlogischen Gründen oder aus Vorwissen ähnlicher Untersuchungen heraus a priori feststeht, daß kein (bzw. kein negativer) Residual-Unterschied existieren kann. Andernfalls muß als Test auf (reinen) Behandlungs-Unterschied der wenig trennscharfe Test verwandt werden, der die Daten y_{1j1} und y_{2j1} der 1. Periode vergleicht.

Für den Fall, daß ein solcher Residual-Unterschied nicht auszuschließen ist, wurde von GRIZZLE (1965) folgendes Vorgehen empfohlen: Zunächst wird ein Vortest auf Residual-Unterschied zu einem relativ hohen Niveau (etwa von α = 10% oder 15%) durchgeführt, und dann wird aufgrund dessen Ergebnisses zwischen der Anwendung der beiden Tests auf Behandlungs-Unterschied entschieden: Nach einem signifikanten Vortest testet man auf Behandlungs-Unterschied durch den Vergleich der Daten y_{1j1} und y_{2j1} der 1. Periode; nach einem nicht-signifikanten Ergebnis testet man auf Behandlungs-Unterschied durch den Vergleich der Beobachtungsdifferenzen d_{1j} und d_{2j} .

Tab. 4.2: Auswahl des Tests auf Behandlungs-Unterschied nach Ausgang eines Vortests auf Residual-Unterschied nach GRIZZLE

Vortest auf Residual-Unterschied (zum Niveau α = 10%)

signifikant	nicht signifikant
Test auf Behandlungs-Unterschied mit Daten der 1. Periode y_{1j1} und y_{2j1}	Test auf Behandlungs-Unterschied mit Beobachtungsdifferenzen d_{1j} und d_{2j}

Dieses Vorgehen ist aber sehr problematisch:

Wenn der Vortest fälschlicherweise für das Vorhandensein eines Residual-Unterschieds entscheidet (Fehler 1. Art), was ja aufgrund des hohen Signifikanzniveaus von $\alpha = 10\%$ mit der relativ hohen Irrtumswahrscheinlichkeit von 10% eintreten kann, wird man sich bei der Analyse des Behandlungs-Unterschieds auf den Test stützen, der nur die Daten der 1. Periode vergleicht, obwohl man den trennschärferen Beobachtungsdifferenzentest hätte anwenden dürfen. Die Daten der 2. Periode werden unnötigerweise ignoriert. Allerdings hält dieser Zweig der Vortest-Methode in jedem Falle sein Niveau α, bezogen auf das Testen auf Behandlungs-Unterschied, ein.

Wenn der Vortest fälschlicherweise die Nullhypothese des Fehlens eines Residual-Unterschieds nicht ablehnt (Fehler 2. Art), wird man sich für die Anwendung des Tests auf Behandlungs-Unterschied, der die Beobachtungsdifferenzen vergleicht, entscheiden, obwohl dessen Voraussetzung (Fehlen eines Residual-Unterschieds) tatsächlich nicht erfüllt ist. Diese Entscheidung basiert auf einem wenig trennscharfen Test und wird deshalb mit recht hoher Wahrscheinlichkeit vorkommen. Da ein Test über das Signifikanzniveau α nur den Fehler 1. Art kontrolliert, kann die Rate β für den hier vorliegenden Fehler 2. Art nicht quantifiziert werden. Diese häufig zu erwartende Fehlentscheidung führt zur Anwendung eines Tests, dessen Voraussetzung nicht erfüllt ist und der somit sein Niveau α nicht einzuhalten braucht.

Diese Vortest-Methode ist also sehr unbefriedigend, da beide Fehlentscheidungen, die aufgrund des Vortests getroffen werden können, mit relativ hoher Wahrscheinlichkeit auftreten und dann gravierende Konsequenzen haben: Das hohe Niveau des Vortests führt einerseits relativ oft zur unnötigen Anwendung eines wenig trennscharfen Tests auf Behandlungs-Unterschied; die geringe Trennschärfe des Vortests entdeckt andererseits relativ selten einen tatsächlich vorliegenden Residual-Unterschied und führt dann zur Anwendung eines Tests auf Behandlungs-Unterschied, der möglicherweise sein Signifikanzniveau nicht einhält.

An Hand der Konfidenzintervalle für die Schätzungen der entsprechenden Effekt-Unterschiede kann man sich dieses Problem gut klarmachen; aus Abschnitt 4.1.2 erhält man für $\sigma_1^2 = \sigma_2^2$ und $n_1 = n_1 = n$ folgende Größenordnungen für die zu erwartenden Konfidenzintervalle:

$$KI(d)_{\lambda} \cong \hat{d}_{\lambda} \pm 2[\frac{4}{n}\sigma^2(1-\rho)]^{1/2} , \qquad (4.1.4.1)$$

$$KI(d_{\phi-\lambda/2}) \cong \hat{d}_{\phi-\lambda/2} \pm 2[\frac{1}{n}\sigma^2(1-\rho)]^{1/2} ,$$

$$K(\hat{d}_{\phi}) \cong \hat{d}_{\phi} \pm 2[\frac{2}{n}\sigma^2]^{1/2} .$$

Die große Varianz des Schätzers für den Residual-Unterschied d_{λ} bewirkt, daß auch für relativ große Werte von d_{λ} die 0 im Konfidenzintervall $KI(d_{\lambda})$ enthalten sein kann und somit der Vortest nicht signifikant ist; dann kommt der Schätzer für $d_{\phi-\lambda/2}$ zur Anwendung, der ein sehr kleines Konfidenzintervall besitzt und mit großer Wahrscheinlichkeit die 0 nicht enthält, sodaß der entsprechende Test signifikant ist. Andererseits ist die Varianz des Schätzers $\hat{d}_{\phi}$ relativ groß, was eine große Ineffizienz gegenüber dem Schätzer $\hat{d}_{\phi-\lambda/2}$ bedeutet, falls tatsächlich $d_{\lambda} = 0$ ist.

Hierbei sieht man auch, daß es zwecklos ist, den Schätzwert für $d_{\phi-\lambda/2}$ um den Schätzwert für $d_{\lambda}/2$ zu korrigieren, weil die "Summe" der beiden entsprechenden Konfidenzintervalle dann im allgemeinen keine besseren Ergebnisse bringt als wenn man direkt mit den Daten der 1. Periode den (reinen) Behandlungs-Unterschied d_{ϕ} schätzt. BROWN (1980) hat dies an einem empirischen Beispiel demonstriert.

Ein <u>grobes</u> (insensitives) Vortestverfahren wird also benutzt, um zu entscheiden, ob ein <u>feines</u> (sensitives) aber eventuell verfälschtes oder ein <u>grobes</u> aber stets unverfälschtes Verfahren zur Analyse des eigentlich interessierenden Behandlungs-Effekts herangezogen wird.

BROWN kam zu dem Schluß, daß dieser Vortest nach GRIZZLE eine zu geringe Schärfe besitzt, um angesichts der großen Verzerrungsmöglichkeiten eines eventuell vorhandenen Residual-Unterschieds adäquate Entscheidungen bzgl. des Residual-Unterschieds und der darauf basierten Auswahl des Tests auf Behandlungs-Unterschied zu liefern. BROWN zeigte auch, daß eine Erhöhung der Fallzahlen, die nötig ist, um den Vortest genügend trennscharf zu machen, so weit gehen muß, daß der Vorteil des Crossover-Versuchsplans verloren geht und ein einfacher 2-Gruppen-Vergleich effizienter wäre.

Somit ist die Vortest-Methode untauglich, anhand vorliegender Daten gleichzeitig auf Residual-Unterschied testen zu können und dann den geeigneten Test zur Analyse des Behandlungs-Unterschied auswählen zu können. Auch die von ABEYASEKERA und CURNOW (1984) vorgeschlagene Methode, $\hat{d}_\phi$ oder $\hat{d}_{\phi-\lambda/2}$ als Schätzer für d_ϕ so auszuwählen, daß die erwartete Standardabweichung dieses Schätzers minimiert wird, hilft nicht aus diesem Dilemma. Ein von GRIEVE (1985) vorgeschlagener BAYES-Ansatz liefert natürlich auch keinen Lösungsweg, der im Sinne der klassischen Inferenzstatistik befriedigend wäre.

Seit der Arbeit von BROWN (1980) herrscht berechtigte Zurückhaltung gegenüber der Planung und Auswertung von Crossover-Versuchen, wenn a priori unklar ist, ob ein Residual-Unterschied ausgeschlossen werden kann. Deshalb soll im nächsten Abschnitt eine neue Testprozedur vorgestellt werden, die aus entscheidungstheoretischer Sicht korrekt ist.

4.1.5. Multiple Testprozedur bei Residual-Unterschieden

Hier wird eine Prozedur vorgeschlagen, die eine Analyse des Crossover-Plans erlaubt unter Berücksichtigung eines möglicherweise vorliegenden Residual-Unterschieds und unter Einhaltung des multiplen Niveaus α , d.h. alle Entscheidungen (Verwerfungen von Hypothesen) werden getroffen mit einer Gesamtirrtumswahrscheinlichkeit von höchstens α, gleich-gültig, welche Hypothesen tatsächlich wahr sind.

Dabei wird erst der Test für die Identitäts-Hypothese H_I vorgeschaltet; danach werden simultan die Hypothesen des fehlenden Residual-Unter-schieds H_R , des fehlenden Behandlungs-Unterschieds H_B , der Paralle-lität (der Verläufe) H_P und der Identität in der 2. Periode H_{2P} ge-testet.

Zunächst werden einige äquivalente Formulierungen dieser Hypothesen ge-geben:

Identitäts-Hypothese

$$H_I: \quad \lambda_1 = \lambda_2 \; , \; \phi_1 = \phi_2 \tag{4.1.5.1}$$

$$\Longleftrightarrow E(\bar{y}_{1.1}) = E(\bar{y}_{2.1}) \; , \; E(\bar{y}_{1.2}) = E(\bar{y}_{2.2})$$

Nullhypothese des fehlenden Behandlungs-Unterschieds

$$H_B: \quad \phi_1 = \phi_2 \tag{4.1.5.2}$$

$$\Longleftrightarrow E(\bar{y}_{1.1}) = E(\bar{y}_{2.1})$$

Parallelitäts-Hypothese

$$H_P: \quad \phi_1 + \lambda_1/2 = \phi_2 + \lambda_2/2 \tag{4.1.5.3}$$

$$\Longleftrightarrow E(\bar{y}_{1.1} - \bar{y}_{1.2}) = E(\bar{y}_{2.1} - \bar{y}_{2.2})$$

Nullhypothese des fehlenden Residual-Unterschieds

$$H_R: \quad \lambda_1 = \lambda_2 \tag{4.1.5.4}$$

$$\Longleftrightarrow E(\bar{y}_{1.1} + \bar{y}_{1.2}) = E(\bar{y}_{2.1} + \bar{y}_{2.2})$$

<u>Nullhypothese der Identität in der 2. Periode</u>

$$H_{2P}: \quad \phi_2 + \lambda_1 = \phi_1 + \lambda_2 \qquad\qquad (4.1.5.5)$$

$$\Longleftrightarrow \quad E(\bar{y}_{1.2}) = E(\bar{y}_{2.2})$$

An Hand dieser Umformulierungen zeigt sich unmittelbar, daß je zwei
beliebige Durchschnitte der vier Hypothesen H_R , H_B , H_P und H_{2P} die
Identitäts-Hypothese ergeben:

$$
\begin{aligned}
H_I &\Longleftrightarrow H_B \,,\, H_R \qquad\qquad (4.1.5.6)\\
&\Longleftrightarrow H_B \,,\, H_P\\
&\Longleftrightarrow H_B \,,\, H_{2P}\\
&\Longleftrightarrow H_P \,,\, H_R\\
&\Longleftrightarrow H_P \,,\, H_{2P}\\
&\Longleftrightarrow H_R \,,\, H_{2P}
\end{aligned}
$$

Diese 4 Hypothesen H_R , H_B , H_P und H_{2P} als Elementar-Hypothesen und
die Hypothese H_I als Global-Hypothese bilden einen Hypothesen-Verband,
der durchschnittsabgeschlossen ist.

Dann ergibt sich folgende

<u>Testprozedur zum multiplen Niveau α</u>:

1. Zunächst wird die Identitäts-Hypothese H_I mit einem bivariaten
   T^2-Test getestet zum Niveau α.

   Wenn dieser Test nicht signifikant ist, stoppt die Prozedur; die
   Identitäts-Hypothese und somit alle 4 Einzel-Hypothesen können
   <u>nicht</u> verworfen werden: Wenn dieser Test signifikant ist, kann die
   Identitäts-Hypothese verworfen werden und man kann als Folgeanalyse
   in die 2. Stufe der Testprozedur gehen:

2. Alle 4 Einzel-Hypothesen H_B , H_P , H_R und H_{2P} werden simultan
   jeweils zum Niveau α getestet.

   Bei jedem hierbei signifikanten Test darf die entsprechende Einzel-
   Hypothese abgelehnt werden.

Dieses Verfahren hält das multiple Niveau α ein, wobei allerdings unbedingt der T^2-Test für die Identitäts-Hypothese vorgeschaltet werden muß, ehe die 4 Tests für die Einzel-Hypothesen durchgeführt werden dürfen. Der Beweis ergibt sich aus dem Abschluß-Test-Prinzip (vgl. dazu Abschnitt 5.b) bzw. aus der Variante der HOLM-Prozedur (vgl. dazu Abschnitt 5.e). Der Test auf Perioden-Unterschied wird hierbei nicht aufgenommen; seine Hinzunahme würde das Hypothesensystem erweitern, da seine Nullhypothese nicht von der Identitäts-Hypothese impliziert wird, und die Gesamt-Prozedur weniger effektiv machen.

Tab. 4.3: Schema der multiplen Testprozedur

T^2-Test der Identitäts-Hypothese H_I zum Niveau α

wenn signifikant, dann simultane Einzeltests zum Niveau α auf:

Behandlungs-Unterschied mit Daten der 1. Periode Y_{1j1} und Y_{2j1}	Residual-Unterschied mit Beobachtungssummen s_{1j} und s_{2j}	Nichtparallelität mit Beobachtungsdifferenzen d_{1j} und d_{2j}	Unterschied in der 2. Periode mit Y_{2j1} und Y_{2j2}

Bei dieser hier vorgeschlagenen Prozedur wird also nicht aufgrund des Vortests auf Residual-Unterschiede zwischen der Anwendung des Tests auf (reinen) Behandlungs-Unterschied und des Tests auf Nicht-Parallelität entschieden, sondern nach einem Test auf Nicht-Identität werden diese 3 Tests sowie der Test auf Unterschied in der 2. Periode simultan durchgeführt. Da alle diese Tests bestimmte Hypothesen testen, werden die Interpretationen dieser Testergebnisse aus Unterabschnitt 4.1.3 noch einmal zusammenfassend dargestellt:

<u>Erläuterungen zur multiplen Testprozedur</u>

<u>a) Test der Identitäts-Hypothese</u>:

Dieser Test für H_I ist relativ trennscharf; dies kann man sich dadurch klarmachen, daß er auch als Test für die Komponenten y_{ij1}

und $d_{ij} = y_{ij2} - y_{ij1}$ (Beobachtungsdifferenzen) aufgefaßt werden kann.

Bei Ablehnung von H_I darf interpretiert werden, daß die beiden Behandlungen nicht identisch sind, gleichgültig, wie die folgenden Einzeltests ausfallen. Weitere Spezifikationen dieser "Nicht-Identität" der Crossover-Mittelwertverläufe, also die Frage, ob ein Behandlungs-Unterschied, ein Residual-Unterschied oder eine Kombination daraus vorliegt, können noch nicht vorgenommen werden.

b) <u>Test der Hypothese des fehlenden Behandlungs-Unterschieds</u>:

Dieser Test für H_B ist relativ wenig trennscharf, da er nur die Daten der 1. Periode ausnutzt.

Falls Vorwerte existieren, darf H_B durch den meist trennschärferen Vergleich der Zuwächse der 1. Periode getestet werden; vgl. die Unterabschnitte 4.1.6 und 4.1.7.

Bei Ablehnung von H_B darf allerdings unmittelbar auf das Vorhandensein eines (direkten) Behandlungs-Unterschieds d_ϕ geschlossen werden; dieses Ergebnis ist für den Anwender am einfachsten zu interpretieren.

c) <u>Test der Hypothese des fehlenden Residual-Unterschieds</u>:

Dieser Test für H_R ist sehr wenig trennscharf, da er auf dem Vergleich der Beobachtungssummen s_{1j} und s_{2j} beruht.

Bei Ablehnung von H_R darf allerdings direkt auf das Vorhandensein eines Residual-Unterschieds d_λ geschlossen werden.

d) <u>Test der Parallelitäts-Hypothese</u>:

Dieser Test für H_P ist sehr trennscharf, da er auf dem Vergleich der Beobachtungsdifferenzen d_{1j} und d_{2j} beruht.

Bei Ablehnung von H_P darf allerdings nur geschlossen werden, daß Behandlung 1 und 2 nicht äquivalent sind in dem Sinne, daß

- die Mittelwerts-Verläufe nicht parallel sind bzw.

- die Abfolge der Behandlungen (12) günstiger ist als die Abfolge
  (21) bzw.

- im Mittel der beiden Perioden die Behandlung 1 der Behandlung 2
  überlegen ist.

Die Ursache dieser Nicht-Äquivalenz kann in einem <u>positiven</u>
<u>Behandlungs</u>-Unterschied oder in einem <u>negativen Residual-</u>
Unterschied (Entzugs-Effekt) oder in einer Mischung aus beiden
liegen.

e) <u>Test der Identität in der 2. Periode</u>:

Dieser Test für H_{2P} ist wenig trennscharf, da er nur die Daten
der y_{1j} und y_{2j} der 2. Periode vergleicht.

Bei Ablehnung von H_{2P} darf nur geschlossen werden, daß

- die Mittelwerte der 2. Periode differieren bzw. daß

- Behandlungs-Unterschied d_ϕ plus Residual-Unterschied d_λ gleich 0
  sind, wobei nichts über die Werte von d_ϕ oder d_λ gesagt ist.

Inhaltlich interessiert dieser Test vielleicht am wenigsten; wegen
der Redundanz des Hypothesen-Systems kann er jedoch zusätzlich mit
aufgenommen werden, ohne die gesamte Testprozedur weniger trennschärfer werden zu lassen.

Da der vorgeschaltete Test für H_I und der Test für H_P relativ trennscharf sind, wird in vielen praktischen Situationen die Prozedur enden,
indem nach der Identitäts-Hypothese H_I nur die Parallelitäts-Hypothese
H_{2P} abgelehnt werden kann.

In diesem Falle ist die <u>Verschiedenheit</u> der beiden Behandlungen statistisch abgesichert durch die Ablehnung der Identitäts-Hypothese; darüber hinaus ist die <u>Nichtparallelität</u> ein Indikator für die Überlegenheit von Behandlung 1 gegenüber Behandlung 2. Es ist lediglich unklar,
ob diese Überlegenheit in einem direkten positiven Behandlungs-
Unterschied oder in einem indirekten negativen Residual-Unterschied
(Entzugs-Effekt) liegt. Falls ein positiver Residual-Unterschied
(Überhangs-Effekt) vorliegt, wirkt sich dieser konservativ auf die

Testentscheidung aus, d.h. der direkte Behandlungs-Unterschied ist
sogar unterschätzt.

Diese Interpretation ist etwas vorsichtiger, dafür aber stets korrekt.
Ein solches Ergebnis bzgl. des Vergleichs zweier Behandlungen dürfte
für die meisten Fragestellungen in der medizinischen Forschungspraxis
ausreichen. Wenn jedoch der reine Behandlungs-Unterschied analysiert
werden soll und die Möglichkeit eines evtl. vorhandenen negativen
Residual-Unterschieds nicht in Kauf genommen werden kann, gibt ein
solcher Ausgang eines Crossover-Versuchs jedoch Hinweise zur Planung
weiterer Versuche, die auch noch diesen Punkt genauer ausleuchten
können.

Beispiele

Auswertung der Enuresis-Daten nach HILLS und ARMITAGE (1979)

Zunächst soll das in Abschnitt 2.2 eingeführte Beispiel von HILLS und
ARMITAGE (1979) ausgewertet werden.

An den Mittelwertsverläufen fällt auf, daß sich die Wirkung des Medikaments A recht genau reproduziert, daß aber das Placebo in der 2.
Periode stark abfällt. Vom rein visuellen Eindruck her liegt hier ein
negativer Residual-Unterschied vor.

Für die einzelnen Hypothesen ergeben sich folgende Prüfgrößen und
P-Werte:

Identitäts-Hypothese H_I $T^2 = 12,0$ $P = 0,009$

Hypothese des fehlenden Behandlungs-
  Unterschieds (in der 1. Periode) H_B $t = 0,35$ $P = 0,73$

Hypothese des fehlenden Residual-
  Unterschieds H_R $t = -1,39$ $P = 0,18$

Parallelitäts-Hypothese H_P $t = 3,38$ $P = 0,002$

Hypothese der Identität in 2. Periode H_{2P} $t = 2,76$ $P = 0,01$

Bei einem Signifikanzniveau von 5% liefert die Testprozedur nun folgendes Ergebnis:

1. Die Identitäts-Hypothese wird verworfen, d.h. wir dürfen schließen,
   daß sich die Verläufe der beiden Gruppen in mindestens einer Periode
   unterscheiden bzw. daß irdendein Unterschied zwischen dem Medikament
   und dem Placebo existiert.

2. Dann dürfen wir uns simultan die 4 weiteren Testergebnisse ansehen
   und stellen fest, daß
   a) der Test auf <u>Nichtparallelität</u> signifikant ist, d.h. also auf
      eine durchschnittliche Überlegenheit von Medikament A gegenüber
      dem Placebo B geschlossen werden darf, und daß
   b) in der <u>2. Periode</u> der einfache 2-Stichproben-Vergleich ein
      signifikantes Ergebnis liefert.

Die Interpretation des Gesamtergebnisses lautet nun:

1. Das Medikament ist in seiner Wirkung auf die Enuresis verschieden
   vom Placebo.

2. Das Medikament ist dem Placebo überlegen, wobei diese Überlegenheit
   aus einer Mischung bestehen kann aus direktem positivem Behandlungs-
   Unterschied und negativem Residual-Unterschied, der wiederum einen
   Entzugs-Effekt oder ein Nachlassen des Placebo-Effekts bedeuten
   kann.

Kann aus medizinischen Überlegungen ein Entzugs-Effekt ausgeschlossen
werden oder sogar als Überlegenheit des Medikaments interpretiert
werden, darf die echte therapeutische Überlegenheit geschlossen werden.

Andernfalls, d.h. wenn ein Entzugs-Effekt nicht ausgeschlossen werden
kann, liefert der Ausgang dieses Crossover-Versuchs aber die notwendige
Information, um einen weiteren Versuch zur Abklärung genau dieser Frage
optimal planen zu können: Man wird einen 2-Gruppenvergleich mit Vorbeobachtung durchführen.

Verglichen mit der Unsicherheit der GRIZZLE-Strategie kommen wir hier
zu einer klaren und ehrlichen Bewertung des Versuchs-Ergebnisses.

Auswertung der Mund-Hygiene-Index-Daten nach BROWN (1980):

Bei diesem Beispiel wurde ein neues Testpräparat gegen ein Placebo
verglichen. Als Behandlungswirkung wurde die Verbesserung bzgl. eines
Mundhygiene-Indexes gemessen. Die Daten sind in Tabelle 4.4. aufgelistet.

Tab. 4.4: Mundhygiene-Index-Daten nach BROWN (1980)

Gruppe 1 (Verum-Placebo)		Gruppe 2 (Placebo-Verum)	
Periode 1	Periode 2	Periode 1	Periode 2
1.67	0.33	0.83	1.83
2.50	0.50	1.00	2.17
1.00	-0.17	0.67	1.67
1.67	0.50	0.50	1.50
1.83	0.50	0.50	2.33
0.50	0.33	0.83	1.83
1.33	0.67	1.00	0.50
1.33	0.00	0.67	0.33
0.50	0.17	0.67	0.50
2.17	0.83	0.33	0.67
1.67	0.33	0.00	0.83
1.50	0.00	1.17	1.33
1.33	0.50	0.00	0.67
1.50	0.50	0.50	1.83
1.33	0.00	0.33	1.50
0.67	-0.17	0.33	1.50
1.67	0.50	0.50	1.17
2.50	0.67	1.00	1.67
1.83	0.00	0.00	1.33
0.83	0.67	0.50	1.50
2.33	0.17	-0.50	2.83
1.17	0.50	0.17	2.33
1.33	0.00	1.00	1.33
1.33	0.83	1.00	1.67
0.33	1.33	1.33	0.67
2.17	1.17	0.33	0.83
1.00	0.33	2.00	1.00
0.33	1.00	4.00	0.17
1.17	0.17	0.83	1.67
0.50	0.50	0.50	1.33
		0.50	1.50
		0.50	1.67
		2.17	1.33
		0.67	1.17

Abb. 4.5: Verläufe der Mundhygiene-Index-Daten

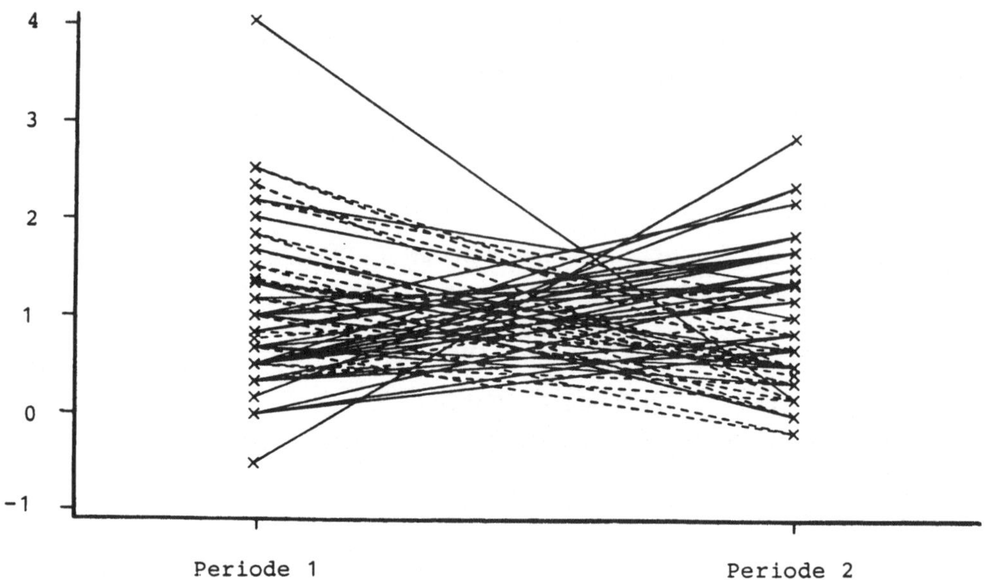

Abb. 4.6: Mittelwertsverläufe der Mundhygiene-Index-Daten

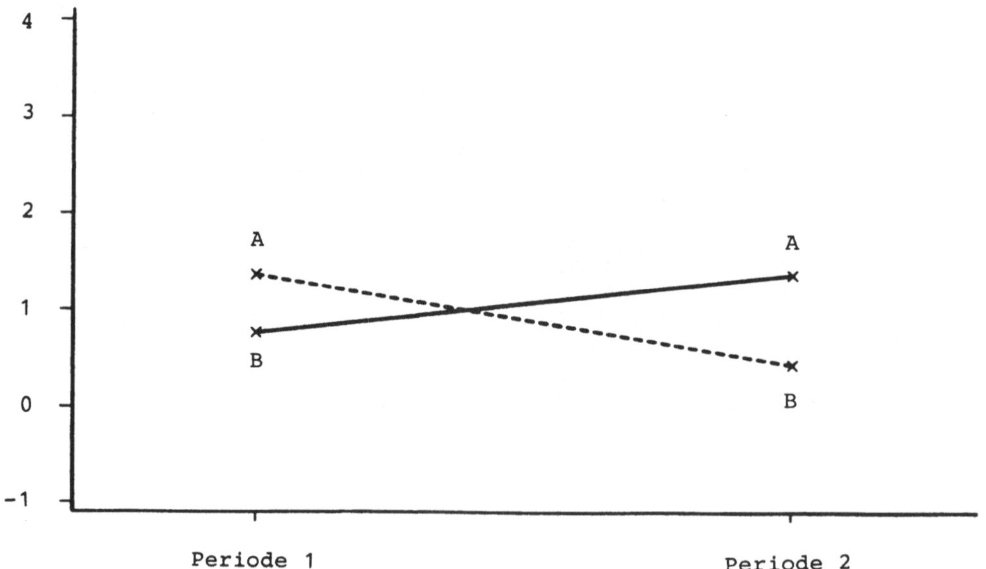

Für die einzelnen Hypothesen ergeben sich folgende Prüfgrößen und
P-Werte:

Identitäts-Hypothese H_I $T^2 = 55,9$ $P < 0,0001$

Hypothese des fehlenden Behandlungs- $t = 3,48$ $P = 0,001$
   Unterschieds (in der 1. Periode) H_B

Hypothese des fehlenden Residual- $t = -1,74$ $P = 0,09$
   Unterschieds H_R

Parallelitäts-Hypothese H_P $t = 6,50$ $P < 0,0001$

Hypothese der Identität in 2. Periode H_{2P} $t = 7,52$ $P < 0,0001$

Somit fällt die statistische Analyse folgendermaßen aus, wenn man etwa
ein Signifikanzniveau von $\alpha = 0,01$ zugrunde legt:

1. Die Identitäts-Hypothese wird verworfen, und man kann sich simultan
   die 4 weiteren Testergebnisse ansehen.

2. Da der Test gegen Behandlungs-Unterschied in der 1. Periode ebenfalls signifikant ist, darf auf einen _direkten_ Behandlungs-
   Unterschied geschlossen werden. Die Parallelitäts-Hypothese und die
   Hypothese der Identität in der 2. Periode können zwar ebenfalls
   verworfen werden, jedoch ist dies hier von geringem Interesse, da
   bereits die einfacher zu interpretierende Hypothese des Behandlungs-
   Unterschieds in der 1. Periode verworfen werden kann.

4.1.6. Effizienzvergleiche

Da beim Crossover-Plan an jedem Probanden beide Behandlungen angewandt werden, ist es intuitiv einleuchtend, daß er effizienter ist als der Parallel-Gruppen-Vergleich (Vergleich zweier unabhängiger Stichproben). Im weiteren soll nun diese Überlegenheit des Crossover-Plans quantifiziert werden; dabei soll auch noch der Fall berücksichtigt werden, daß bei einem Parallel-Gruppen-Vergleich eine Vorbeobachtung existiert. Bei BROWN (1980) finden sich ähnliche Resultate für das univariate gemischte lineare Modell (4.1.1.1); hier soll von dem allgemeineren multivariaten Modell (4.1.1.2) ausgegangen werden, d.h. es können auch negative Korrelationen zugelassen werden. Allerdings soll der besseren Überschaubarkeit willen vorausgesetzt werden, daß in beiden Perioden gleiche Varianzen $\sigma_1^2 = \sigma_2^2 = \sigma^2$ zugrunde liegen und beide Stichproben gleichen Umfang $n_1 = n_2 = n$ haben.

Wird ein __Crossover-Versuch__ mit n_{co} Probanden in jeder Gruppe durchgeführt, hat der Schätzer

$$\hat{d}_{co} = \frac{1}{2}[(\bar{y}_{1.1} - \bar{y}_{2.1}) + (\bar{y}_{2.2} - \bar{y}_{1.2})] \tag{4.1.6.1}$$

nach (4.1.2.11) die Varianz

$$\mathrm{Var}(\hat{d}_{co}) = \frac{1}{2n_{co}} (\sigma_1^2 + \sigma_2^2 - 2\sigma_{12}) \tag{4.1.6.2}$$

$$= \frac{1}{n_{co}} \sigma^2 (1-\rho) \ .$$

Bei einem __Parallel-Gruppen-Vergleich__ mit n_{pa} Probanden in jeder Gruppe hat der Schätzer

$$\hat{d}_{pa} = \bar{y}_{1.} - \bar{y}_{2.} \tag{4.1.6.3}$$

nach (4.1.2.16) die Varianz

$$\mathrm{Var}(\hat{d}_{pa}) = \frac{1}{n_{pa}} \sigma_1^2 + \frac{1}{n_{pa}} \sigma_2^2 \tag{4.1.6.4}$$

$$= \frac{2}{n_{pa}} \sigma^2 \ .$$

Bei einem __Parallel-Gruppen-Vergleich mit Vorbeobachtungen__ y_{ij0} bei n_{vo} Probanden in jeder Gruppe hat der Schätzer

$$\hat{d}_{vo} = (\bar{y}_{1.1} - \bar{y}_{1.0}) - (\bar{y}_{2.1} - \bar{y}_{2.0}) \tag{4.1.6.5}$$

die Varianz

$$Var(\hat{d}_{vo}) = \frac{1}{n_{vo}} Var(y_{1j1} - y_{1j0}) + \frac{1}{n_{vo}} Var(y_{2j1} - y_{2j0}) \tag{4.1.6.6}$$

$$= \frac{2}{n_{vo}} (\sigma_1^2 + \sigma_0^2 - 2\sigma_{10})$$

$$= \frac{4}{n_{vo}} \sigma^2 (1-\rho) \ .$$

Somit ergibt sich für die relative Effizienz, d.h. den inversen Quotienten der entsprechenden Varianzen, des <u>Crossover</u> zum <u>Parallel-Gruppen</u>-Vergleich

$$e_{co/pa} = Var(\hat{d}_{pa})/Var(\hat{d}_{co}) \tag{4.1.6.7}$$

$$= \frac{2n_{co}}{n_{pa}} / (1-\rho) \ .$$

Um die gleiche Präzision zu erhalten, müssen also bei positiver Korrelation $(0 < \rho \leq 1)$ beim Crossover-Plan stets weniger Messungen erhoben werden bzw. weniger als die Hälfte der Probanden rekrutiert werden. Bei $\rho = 0,5$ – einer in praxi relativ oft angetroffenen Größenordnung – benötigt man nur noch die Hälfte der Messungen bzw. ein <u>Viertel der Probanden</u> beim Crossover-Plan, um die gleiche Präzision wie bei einem Parallel-Gruppen-Vergleich zu erhalten. Bei $\rho = 0$ werden genau die Hälfte der Probanden und genausoviele Messungen benötigt. Bei negativer Korrelation $(-1 \leq \rho < 0)$ werden immer noch weniger Probanden benötigt, jedoch fallen dabei mehr Messungen an. Vgl. dazu Abbildung 4.7.

Abb. 4.7: Anteil der beim Crossover-Plan benötigten Probanden in Relation zum Parallel-Gruppen-Vergleich (bei Erreichung gleicher Präzision)

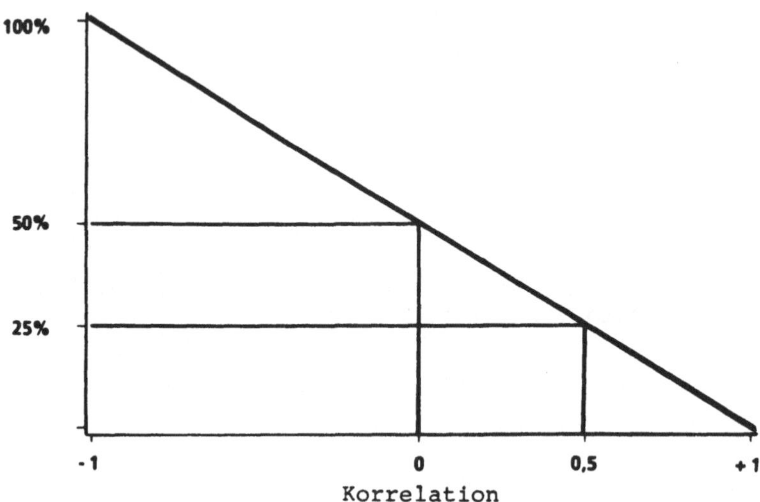

Für den Vergleich des <u>Crossover</u>-Plans mit dem <u>Parallel-Gruppen-Ver-</u> <u>gleich mit Vorbeobachtung</u> ergibt sich die relative Effizienz

$$e_{co/vo} = \mathrm{Var}(\hat{d}_{vo})/\mathrm{Var}(\hat{d}_{co}) \qquad (4.1.6.8)$$

$$= 4 \, \frac{n_{co}}{n_{vo}} \, .$$

Um gleiche Präzision zu erhalten, braucht also beim Crossover-Plan stets nur ein <u>Viertel</u> der Probanden herangezogen werden, die beim Parallel-Gruppen-Vergleich mit Vorbeobachtung benötigt werden.

Für den Vergleich des <u>Parallel-Gruppen-Vergleich mit Vorbeobachtung</u> gegenüber dem einfachen <u>Parallel-Gruppen</u>-Vergleich ergibt sich für die relative Effizienz

$$e_{vo/pa} = \frac{n_{vo}}{2n_{pa}} \, /(1-\rho) \, . \qquad (4.1.6.9)$$

Ein Vorteil in der benötigten Probandenzahl für die Einbeziehung von Vorbeobachtungen ergibt sich somit erst bei einem Korrelationskoeffi- zienten von über 0,5.

Effizienzvergleiche, die die Kosten für eine einzelne Messung und die Kosten für die Rekrutierung eines Probanden berücksichtigen, finden sich bei BROWN (1980).

Diese Effizienzvergleiche (vgl. dazu auch CHASSAN, 1970) zeigen, daß

- der Crossover-Plan erheblich weniger Probanden (z.B. ein Viertel bei $\rho = 0,5$) benötigt als der einfache Parallel-Gruppen-Vergleich,

- der Crossover-Plan stets ein Viertel der Probanden benötigt als ein Parallel-Gruppen-Vergleich mit Vorbeobachtung, und

- der Parallel-Gruppen-Vergleich mit Vorbeobachtung für $\rho \geq 0,5$ weniger Probanden benötigt als der einfache Parallel-Gruppen-Vergleich.

Diese Überlegenheit des Crossover-Plans gilt allerdings nur dann, wenn keine Residual-Unterschiede existieren; ansonsten erkauft man sich diese Überlegenheit damit, daß der Schätzwert $\hat{d}_{co}$ nicht als Schätzwert für den reinen Behandlungs-Unterschied, sondern lediglich für den Behandlungs-Unterschied im Mittel der beiden Perioden interpretiert werden darf; vgl. Unterabschnitt 4.1.4. – WILLAN und PATER (1986) diskutieren, unter welchen Konstellationen von d_ϕ und d_λ der Beobachtungsdifferenzen-Test trennschärfer ist als der Parallel-Gruppen-Vergleich, und kommen zum Schluß, daß in fast allen praktisch relevanten Situationen der Beobachtungsdifferenzen-Test trennschärfer ist; sie gehen dabei allerdings vom univariaten gemischten linearen Modell (4.1.1.1) aus und beachten nicht die Verzerrungen des Beobachtungsdifferenzen-Tests im Falle von Residual-Effekten ($d_\lambda \neq 0$) ein.

4.1.7. Berücksichtigung von Vorwerten

4.1.7.a. Vorwerte vor der 1. Periode

Gelegentlich wird vorgeschlagen, zusätzlich zu den beiden Messungen
(Y_{ij1} , Y_{ij2}) des Crossover-Versuchs in der 1. und 2. Periode einen
Vorwert Y_{ij0} zu einem Zeitpunkt vor der Behandlung in der 1. Periode
zu erheben. Es bringt allerdings für die Analyse des Crossover-Plans
keinen Vorteil, wenn die Testverfahren einfach auf die Differenzen zur
Ausgangslage ($Y_{ij1} - Y_{ij0}$, $Y_{ij2} - Y_{ij0}$) angewandt würden: Beim
Beobachtungsdifferenzen-Test würde der Vorwert herausgemittelt und beim
Beobachtungssummen-Test (auf Residual-Unterschiede) kann sich die
Varianz sogar erhöhen.

Soll der (reine) Behandlungs-Unterschied über den Vergleich der Daten
der 1. Periode analysiert werden, ist es - wie im vorigen Unterabschnitt diskutiert - bei Korrelationen über 0,5 zwischen Vorwert und
Meßwert der 1. Periode sinnvoll, diesen Test mit den Differenzen der
Meßwerte zu den Vorwerten durchzuführen.

Der T^2-Test aus 4.1.3.e auf Behandlungs- und Residual-Unterschied,
der die Meßwertpaare (Y_{ij1} , Y_{ij2}) vergleicht, kann analog auf die
Wertepaare ($Y_{ij1} - Y_{ij0}$, Y_{ik2}) angewandt werden. Ob damit allerdings
eine Effizienzsteigerung erreicht wird, hängt stark vom Einzelfall ab;
deshalb soll hier dieser Test nicht generell empfohlen werden.

Falls also Vorwerte Y_{ij0} vorhanden sind und diese mit den Meßwerten
Y_{ij1} der 1. Periode mit einem $\rho \geq 0,5$ korreliert sind, sollte in der in
Unterabschnitt 4.1.5 beschriebenen multiplen Testprozedur der Test für
den Vergleich der Daten der 1. Periode durch den Test für den Vergleich
der Zuwächse ($Y_{ij1} - Y_{ij0}$) ersetzt werden; alle anderen Tests der
Prozedur sollten jedoch beibehalten werden.

Darüber hinaus kann die Erhebung von Vorwerten einen nützlichen Informationsgewinn darstellen (vgl. ARMITAGE und HILLS, 1982):

1. Korrelation zwischen Vorwert und Beobachtungsdifferenz

Es ergibt sich die Möglichkeit, die Korrelationen der Beobachtungsdifferenzen d_{ij} mit den Vorwerten Y_{ij0} zu analysieren: Es kann sein,
daß hohe Ausgangslagen ein höheres Potential für eine Verbesserung
besitzen, oder daß umgekehrt etwa bei höheren Ausgangslagen die

Verbesserung geringer ausfällt, da bei schwereren Fällen ein solches Besserungs-Potential nicht mehr vorhanden ist.

2. Überprüfung der Randomisation

Da bei den Vorwerten noch keine der beiden Behandlungen eingewirkt hat, können die Vorwerte zur Überprüfung der Randomisation herangezogen werden. Hat die Randomisation "versagt", indem sich ein signifikantes Ergebnis zeigt, sollte die Randomisation wiederholt werden.

3. Abschätzung der Bedeutung der Behandlungswirkung

Die Analyse des Crossover-Versuchs ermöglicht nur die Abschätzung des Unterschieds zwischen den Behandlungen 1 und 2; ein Vergleich mit den Vorwerten ermöglicht oft eine zusätzliche Abschätzung der Größenordnungen der beiden Behandlungs-Wirkungen selbst.

4. Akklimatisation an die Studie

Es gibt eine Vielzahl von Gründen, warum zu Beginn einer Studie erhobene Meßwerte "untypisch" sind oder mit einer allzu großen Streuung behaftet sind. So kann die Erhebung von Vorwerten dazu dienen, Probanden und Untersucher an die Studie zu gewöhnen, sodaß die in den beiden Crossover-Perioden erhobenen Daten eine bessere Qualität haben. Beispielsweise können "Plazebo-Effekte" abklingen.

4.1.7.b. Vorwerte vor beiden Perioden

Ebenso ist es möglich, einen weiteren Vorwert zwischen Wash-Out-Phase und der 2. Periode zu erheben. Dieser Vorwert kann einen zusätzlichen Effizienzgewinn bringen, und es kann sinnvoll sein, ihn in die Analyse mit einzubeziehen: Wenn die Probanden individuell sehr stark ihr Niveau ändern, etwa wenn die Perioden einen zeitlich langen Abstand voneinander haben, kann es möglich sein, daß die beiden Zuwächse, d.h. die Differenzen der Perioden-Werte zu ihren jeweiligen Vorwerten eine größere Kovarianz haben als die beiden Perioden-Werte selbst; in diesem Fall ist es effizienter, diese Zuwächse als Ausgangswerte für eine Analyse des Crossover-Versuchs heranzuziehen. Es hängt aber stark vom Einzelfall ab, ob dadurch eine Effizienzsteigerung oder -verringerung erreicht wird.

Darüber hinaus ermöglicht ein Vergleich der Vorwerte eine weitere
Möglichkeit zur Überprüfung der Effizienz des Wash-Out-Vorgangs bzw.
der Gleichheit der Residual-Effekte, indem auf die Differenz der
Vorwerte ein 2-Stichproben-Test angewandt wird.

PATEL (1983) und CASTELBANA und PATEL (1985) gaben weitere Hypothesen
und Tests an, jedoch impliziert ihre Kombination der Einzel-Tests als
Vortests sogar noch größere inferentielle Probleme als die GRIZZLE-
Prozedur und ist somit nicht zu empfehlen Diese Tests müßten ähnlich
wie die Tests des Basis-Crossovers in Unterabschnitt 4.1.5 zu einer
multiplen Testprozedur zusammengefaßt werden. FLEISS, WALLENSTEIN und
ROSENFELD (1985) wiesen darauf hin, daß Residual-Unterschiede, die sich
nur oder besonders auf den 2. Vorwert auswirken, aber nicht mehr oder
nur wenig auf den Meßwert der 2. Periode, die Residual-Unterschiede der
Zuwächse in die umgekehrte Richtung verzerren können. Diese Verzer-
rungsmöglichkeit sollte zwar beachtet werden, aber eher zu einer Ver-
längerung der Wash-Out-Phase veranlassen als zum Verzicht auf die Erhebung eines 2. Vorwertes, da dieser in jedem Falle zusätzliche Informationen liefert und oft zu effizienteren Tests führen kann. Zu ähnlichen
Überlegungen kamen unlängst auch MOREADITH, SOLLECITO und KOCH (1986).

<u>Diskussion</u>: Da bei den meisten praktischen Anwendungen von einer
Korrelation zwischen Vorwert und Meßwert der 1. Periode von über 0,5
ausgegangen werden kann, leistet ein Vorwert einen Beitrag zur Stei-
gerung der Effizienz des Tests zum Vergleich der Daten der 1. Periode,
dessen Ergebnis ja wegen der Interpretation des (reinen) Behandlungs-
Unterschieds besonders interessant ist. Wird die in Unterabschnitt
4.1.5 vorgeschlagene multiple Testprozedur durchgeführt, sollte dabei
der Test für H_B durch den Vergleich der Zuwächse ersetzt werden.
Außerdem liefert er einige nützliche Zusatzinformationen. Deshalb
sollte bei der Planung eines Crossover-Versuchs stets überlegt werden,
ob nicht zusätzlich Vorwerte vor Beginn der 1. Periode erhoben werden.

Ein weiterer Vorwert vor der 2. Periode bringt nur dann einen Effizienzgewinn, wenn die Zuwächse, d.h. die durch diese Vorwerte per
Differenzenbildung adjustierten Meßwerte, eine größere Korrelation
besitzen als die Meßwerte selbst. Der 2. Vorwert liefert weiterhin
Informationen, ob der Wash-Out-Vorgang funktioniert hat. Es muß somit
im Einzelfall erwogen werden, ob der zusätzliche Aufwand zur Erhebung
eines 2. Vorwertes zu rechtfertigen ist. Zur Beantwortung dieser Frage
kann oft nur die Analyse vorheriger Studien beitragen.

4.1.8. Binäre Daten

Wir betrachten nun eine binäre Variable mit den Ausprägungen 1 (etwa bei Erfolg) und 0 (etwa bei fehlendem Erfolg). Dabei wird von einem linearen Ansatz ausgegangen, wie er von ZIMMERMANN und RAHLFS (1978) und KOCH, GITOMER, SKALLAND and STOKES (1983) vorgeschlagen wurde; während diese Autoren die allgemeine GRIZZLE-STARMER-KOCH-Methode zur Herleitung der Tests verwandten, sollen hier Tests direkt hergeleitet werden, indem analog zum stetigen Fall Kontraste definiert werden und diese dann mit elementaren 2-Stichproben-Tests verglichen werden.

<u>Modell</u>: Man geht hierbei für die Variablen y_{ijk} von folgendem linearen Modell aus:

$$P_{ijk} = P\{Y_{ijk} = 1\} \qquad\qquad (4.1.8.1)$$

$$= \mu + \pi_k + \phi_{2-\delta_{ik}} + \delta_{2k}\lambda_i \;;$$

die Effekte sind analog definiert wie in Modell (4.1.1.1) für den stetigen Fall, die Erwartungswerte sind lediglich als Wahrscheinlichkeiten für das Auftreten des Erfolgs (1) zu interpretieren. Es sollen dieselben Restriktionen gelten.

Die Ergebnisse eines Crossover-Versuchs mit binären Daten können dann in folgender 2x4-Felder-Tafel zusammengefaßt werden:

	(11)	(10)	(01)	(00)	
1. Stichprobe (12)	n_{11}	n_{12}	n_{13}	n_{14}	n_1
2. Stichprobe (21)	n_{21}	n_{22}	n_{23}	n_{24}	n_2

Die zu überprüfenden Hypothesen sind identisch mit denen des Modells (4.1.1.1) für stetige Variablen. Die Herleitung der Prüfgrößen erfolgt analog; sie werden lediglich anders beurteilt, nämlich asymptotisch über den zentralen Grenzwertsatz als Gauss- und t-Tests bzw. über Wald-Statistiken oder über Vierfelder-Tests. Deshalb können die Herleitungen der Tests sehr knapp gehalten werden:

<u>Hypothesen und Tests</u>: Zur Überprüfung der <u>Nullhypothese fehlender Residual-Unterschiede</u> bildet man wieder die <u>Beobachtungssummen</u>

$$s_{ij} = Y_{ij1} + Y_{ij2} \ , \quad i = 1,2, \ j = 1,\ldots, n_i \ ,$$

und vergleicht die beiden Stichproben s_{1j} und s_{2j} mit einem (asymptotischen) Gauss-Test über die Prüfgröße

$$x = \sqrt{\frac{n_1 n_2}{n_1 + n_2}} \ \frac{\bar{s}_1. - \bar{s}_2.}{s} \ , \text{ mit} \qquad (4.1.8.2)$$

$$s^2 = \frac{n_1}{n_1 + n_2} \ \hat{\text{Var}}(s_{1j}) + \frac{n_2}{n_1 + n_2} \ \hat{\text{Var}}(s_{2j}) \ ,$$

welche nach einer Standard-Normal-Verteilung beurteilt wird. Eine weitere Approximation ergibt sich, wenn man auf die s_{1j} und s_{2j} einen 2-Stichproben-t-Test anwendet.

Zur Überprüfung der <u>Nullhypothese der Parallelität</u> bildet man wieder die <u>Beobachtungsdifferenzen</u>

$$d_{ij} = Y_{ij1} - Y_{ij2} \ , \quad i = 1,2, \ j = 1,\ldots, n_i \ ,$$

und vergleicht die beiden Stichproben der d_{1j} und d_{2j} mit einem Gauss-Test über die Prüfgröße

$$x = \sqrt{\frac{n_1 n_2}{n_1 + n_2}} \ \frac{\bar{d}_1. - \bar{d}_2.}{s} \ , \text{ mit} \qquad (4.1.8.3)$$

$$s^2 = \frac{n_1}{n_1 + n_2} \ \hat{\text{Var}}(d_{1j}) + \frac{n_2}{n_2 + n_2} \ \hat{\text{Var}}(d_{2j}) \ ,$$

welche nach einer Standard-Normal-Verteilung beurteilt wird. Eine weitere Approximation ergibt sich, wenn man auf die d_{1j} und d_{2j} einen 2-Stichproben-t-Test anwendet.

Zur Überprüfung der <u>Nullhypothese der Identität H_I</u> (d.h. fehlender Behandlungs- und Residual-Unterschied) bildet man die Wald-Statistik

$$X_I^2 = \frac{n_1 n_2}{n_1 + n_2} (\bar{Y}_{1.1} - \bar{Y}_{2.1} \ , \ \bar{Y}_{1.2} - \bar{Y}_{2.2})'$$

$$\hat{S}_N^{-1} \ (\bar{Y}_{1.1} - \bar{Y}_{2.1} \ , \ \bar{Y}_{1.2} - \bar{Y}_{2.2}) \ ,$$

wobei $\hat{S}_N$ die gewichtete empirische Kovarianzmatrix ist.

x_I^2 wird asymptotisch gemäß der x_2^2-Verteilung beurteilt. Eine
weitere Approximation ergibt sich, wenn man auf die (y_{1j1} , y_{1j2}) und
(y_{2j1} , y_{2j2}) einen 2-dimensionalen 2-Stichproben-T^2-Test anwendet.

Zur Überprüfung der <u>Nullhypothese des fehlenden Behandlungs-Unter-
schieds</u> in der 1. Periode verwendet man wieder die Daten der 1. Periode
y_{1j1} und y_{1j2} , die man mit einem Vierfelder-Test vergleicht:

	1·	0·	
1. Stichprobe	$n_{11} + n_{12}$	$n_{13} + n_{14}$	n_1
2. Stichprobe	$n_{21} + n_{22}$	$n_{23} + n_{24}$	n_2

Zur Überprüfung der <u>Nullhypothese der Identität in der 2. Periode</u>
verwendet man analog die Daten der 2. Periode; folgende 4-Felder-Tafel
wird dazu gebildet:

	·1	·0	
1. Stichprobe	$n_{11} + n_{13}$	$n_{12} + n_{14}$	n_1
2. Stichprobe	$n_{21} + n_{23}$	$n_{22} + n_{24}$	n_2

Zur Überprüfung der <u>Nullhypothese des fehlenden Perioden-Effekts</u> können
wieder die <u>Crossover-Differenzen</u> berechnet und über einen Gauss-Test
verglichen werden. Falls Residual- und Perioden-Effekt fehlen, kann die
Hypothese des fehlenden Behandlungs-Unterschieds mit dem McNEMAR-Test
überprüft werden.

<u>Multiple Testprozedur bei Residual-Unterschieden:</u>

Die Kombination der Einzel-Tests zur Überprüfung der Identitäts-Hypothese und anschließend der 4 Einzel-Tests für die Hypothese des
fehlenden Behandlungs-Unterschieds, der Parallelitäts-Hypothese, der
Hypothese des fehlenden Residual-Unterschieds und der Hypothese der
Identität in der 2. Periode erfolgt analog dem Fall stetiger Daten;
vgl. Unterabschnitt 4.1.5.

<u>Diskussion:</u> ZIMMERMANN und RAHLFS (1978) bemerkten schon, daß andere
vorgeschlagene Testmethoden oft unklar lassen, welche Hypothesen

innerhalb welcher Modelle sie testen bzw. daß sie gravierende Mängel besitzen. Auch KOCH et al. (1983) wählten für ihre Analysen dieses lineare Modell. Entsprechende logistische Modelle und daraus abgeleitete Tests finden sich bei GART (1969), PRESCOTT (1981), FIDLER (1984) und FAREWELL (1985); bislang ist dieser Ansatz aber noch nicht so weit ausgebaut, daß eine vollständige abgeschlossene Testprozedur herleitbar ist.

Auf der Basis dieses linearen Modells sind die oben angegebenen Einzel-Tests klar interpretierbar und können dann zu einer Testprozedur zusammengefaßt werden, wenn Residual-Unterschiede nicht ausgeschlossen werden können. Die oben vorgestellten Tests können auf elementarer Weise aus dem linearen Modell hergeleitet werden; dazu ist nicht die Anwendung der allgemeinen GRIZZLE-STARMER-KOCH-Methode bzw. der entsprechenden speziellen Auswertungssoftware nötig.

<u>Beispiel</u>: Die Daten werden von KOCH et al. übernommen; es wurde ein Medikament mit einem Placebo bzgl. des Nachlassens von Sodbrennen verglichen:

	11	10	01	00	
1. Stichprobe (Verum-Placebo)	3	12	2	13	30
2. Stichprobe (Placebo-Verum)	5	8	14	3	30

Für die einzelnen Hypothesen ergeben sich folgende Prüfgrößen und P-Werte:

Identitäts-Hypothese H_I $\qquad$ $T^2 = 17,2$; $p = 0,0006$

Hypothese des fehlenden Behandlungs-Unterschieds (in 1. Periode) $\qquad$ $t = 0,51$; $p = 0,61$

Hypothese des fehlenden Residual-Unterschieds $\qquad$ $t = -2,6$; $p = 0,012$

Parallelitäts-Hypothese H_P $\qquad$ $t = 2,8$; $p = 0,007$

Hypothese der Identität in der 2. Periode $\qquad$ $t = 4,13$; $p \leq 0,0001$

Legt man ein Signifikanzniveau von $\alpha = 5\%$ zugrunde, erhält man folgendes Ergebnis:

Die Identitäts-Hypothese wird verworfen: Verum und Placebo sind in ihrer Wirkungsweise verschieden. Dazu dürfen dann simultan die 4 Einzel-Hypothesen getestet werden; dabei ergibt sich:

Die Parallelitäts-Hypothese, die Hypothese des fehlenden Residual-Unterschieds (negativer Residual-Unterschied) sowie die Hypothese der Identität in der 2. Peride können abgelehnt werden. Die Hypothese des fehlenden (direkten) Behandlungs-Unterschied (in der 1. Periode) kann nicht abgelehnt werden. Die Überlegenheit des Verums beruht also auf einer Überlegenheit nur in der 2. Peride, wohingegen in der 1. Periode kein Unterschied festzustellen ist.

Kann der negative Residual-Unterschied durch einen in der 1. Periode wirksamen Placebo-Effekt erklärt werden, wäre die Überlegenheit des Verums gezeigt. Andernfalls wäre nur ein "Entzugs-Effekt" des Verums gezeigt. Will man diese Frage genauer klären, würde man auf Grund der Ergebnisse dieses Crossovers einen Versuch planen, der in der 1. Stichprobe (Placebo-Verum) und in der 2. Stichprobe (Placebo-Placebo) zugrunde legt.

4.2. Verlaufskurven im Crossover-Plan

Bei vielen Crossover-Studien interessiert auch das Verhalten einer
Variablen über die Zeit. Während beim Versuchsplan des Basis-Crossover
in jeder Periode nur eine Messung erhoben wird, werden hier in jeder
Periode Verlaufskurven, d.h. T wiederholte Messungen, erhoben; ein
Merkmal y wird also bei jedem Individuum insgesamt 2T-mal gemessen
(Verlaufskurven im 2-Perioden-Crossover mit 2 Behandlungen).

WALLENSTEIN und FISHER (1977) schlugen eine Methode zur Analyse von
Verlaufskurven im Crossover-Plan vor; sie wählten ein univariates
gemischtes lineares Modell und leiteten daraus eine univariate
Varianzanalyse ab. Dieser Ansatz hat den Nachteil, daß die vorausge-
setzten Symmetrieeigenschaften der Kovarianzstruktur in praxi kaum
erfüllt sein dürften.

Man kann aber auch von einem weniger restriktiven multivariaten Ansatz
(LEHMACHER, 1982; LEHMACHER, SUND, FILIPIAK und LIENERT, 1982)
ausgehen und daraus durch Bildung geeigneter Kontraste multivariate
Tests oder simultane univariate Tests anwenden. Dieser Ansatz läßt
sich zudem wieder einfach auf nichtparametrische Tests übertragen.

Im Unterabschnitt 4.2.1 wird das statistische Modell definiert. Im
Unterabschnitt 4.2.2 werden Hypothesen und Tests formuliert, die
direkte multivariate Verallgemeinerungen der entsprechenden Ansätze
für den Basis-Crossover darstellen; dabei werden wieder univariate
simultane Versionen der Tests für Folgeanalysen berücksichtigt. Die
Kombination der multivariaten Tests zu einer Teststrategie wird dann
im Unterabschnitt 4.2.3 beschrieben. Abschließend werden im Unterabschnitt 4.2.4 noch Hinweise zur Reduktion der Verlaufskurven auf
geeignete Kurvencharakteristika gegeben.

4.2.1. Modell

Wir gehen davon aus, daß allen $2(n_1 + n_2)$ <u>Verlaufskurven</u> $Y_{ijk} =$ $(Y_{ijk1} , \ldots, Y_{ijkt} , \ldots, Y_{ijkT})$, $i = 1,2$, $j = 1,\ldots,n_i$, $k = 1,2$, das gleiche Zeitmuster zugrunde liegt. y_{ijkt} bezeichnet dann die Beobachtung zum Zeitpunkt t, $t = 1,\ldots,T$, des j-ten Individuums (Probandes) in der i-ten Stichprobe aus der k-ten Periode. In Tabelle 4.4 ist das Schema der Beobachtungen von Verlaufskurven im 2-Perioden-Crossover-Plan mit 2 Behandlungen verdeutlicht.

Tabelle 4.4: Schema der Beobachtungen von Verläufen im 2-Perioden-Crossover-Plan mit 2 Behandlungen

Individuum		Periode 1			Periode 2		
		Zeitpunkte			Zeitpunkte		
		1 .. t .. T			1 .. t .. T		
1. Stichprobe (Behandlungssequenz 1,2)	11	$Y_{1111} \cdots Y_{111t} \cdots Y_{111T}$			$Y_{1121} \cdots Y_{112t} \cdots Y_{112T}$		
	1j	$Y_{1j11} \cdots Y_{1j1t} \cdots Y_{1j1T}$			$Y_{1j21} \cdots Y_{1j2t} \cdots Y_{1j2T}$		
	$1n_1$	$Y_{1n_111} \cdots Y_{1n_11t} \cdots Y_{1n_11T}$			$Y_{1n_121} \cdots Y_{1n_12t} \cdots Y_{1n_22T}$		
2. Stichprobe (Behandlungssequenz 2,1)	21	$Y_{2111} \cdots Y_{211t} \cdots Y_{211T}$			$Y_{2121} \cdots Y_{212t} \cdots Y_{212T}$		
	2j	$Y_{2j11} \cdots Y_{2j1t} \cdots Y_{2j1T}$			$Y_{2j21} \cdots Y_{2j2t} \cdots Y_{2j2T}$		
	$2n_2$	$Y_{2n_211} \cdots Y_{2n_21t} \cdots Y_{2n_21T}$			$Y_{2n_221} \cdots Y_{2n_22t} \cdots Y_{2n_22T}$		

<u>Modell</u>: Wir gehen von folgendem <u>multivariaten linearen</u> Modell aus, das eine direkte T-dimensionale Verallgemeinerung von Modell (4.1.1.2) des Basis-Crossovers ist:

$$\underline{Y}_{ijk} = \underline{\mu} + \underline{\pi}_k + \underline{\Phi}_{2-\delta_{ik}} + \delta_{2k}\,\underline{\lambda}_i + \underline{e}_{ijk} \; ; \qquad\qquad (4.2.1.1)$$

dabei sind

$\underline{\mu}$ das allgemeine Mittel,

$\underline{\pi}_k$ die <u>Perioden</u>-Effekte, $k = 1,2$,

$\underline{\Phi}_i$ die <u>direkten</u> Effekte der i-ten <u>Behandlung</u>, $i = 1,2$,

$\underline{\lambda}_i$ die <u>Residual</u>-Effekte (Nach-, Überhangs-, Carryover-, (Behandlung x Perioden)-Wechselwirkungs-Effekte) der i-ten Behandlung, $i = 1,2$, und

$\underline{e}_{ijk}$ die zufälligen <u>Reste</u>; die $N = n_1 + n_2$ (2T)-dimensionalen Vektoren $(\underline{e}_{ij1} , \underline{e}_{ij2})$ sind unabhängig identisch $N_{2T}(0,\Sigma)$-verteilt mit beliebiger (nichtsingulärer) Kovarianzmatrix Σ .

$\mu_t , \pi_{kt} , \Phi_{it} , \lambda_{it}$ und e_{ijkt} , $t = 1,\ldots, T$, bezeichnen die t-te Komponente dieser T-dimensionalen Vektoren. Es wird wieder $\underline{\lambda}_1 + \underline{\lambda}_2 = \underline{0}$ vorausgesetzt; dadurch ist der mittlere Nach-Effekt im 2. Perioden-Effekt $\underline{\pi}_2$ enthalten. Die T-dimensionalen Erwartungswerte haben also folgende Gestalt:

	Periode 1	Periode 2
Stichprobe 1	$\underline{\mu} + \underline{\pi}_1 + \underline{\Phi}_1$	$\underline{\mu} + \underline{\pi}_2 + \underline{\Phi}_2 + \underline{\lambda}_1$
Stichprobe 2	$\underline{\mu} + \underline{\pi}_1 + \underline{\Phi}_2$	$\underline{\mu} + \underline{\pi}_2 + \underline{\Phi}_1 + \underline{\lambda}_2$

Abb. 4.8: Mittelwerts-Verläufe im Crossover-Plan

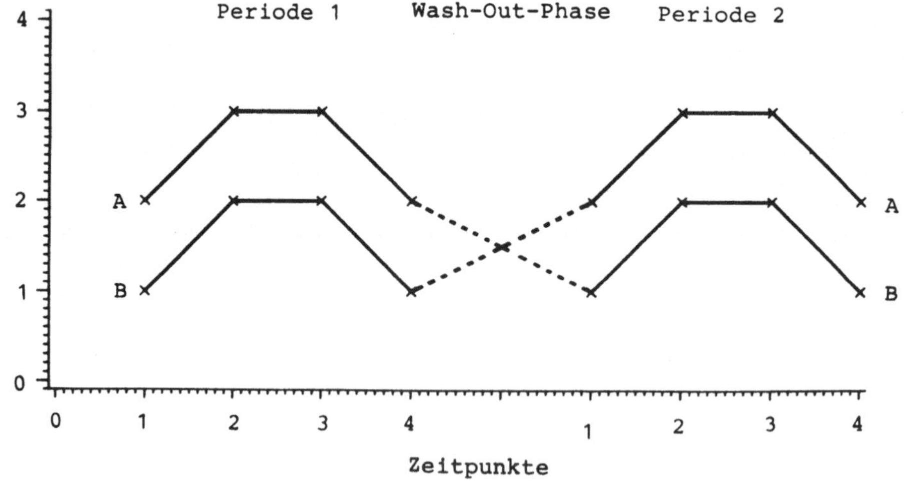

4.2.2. Hypothesen und Tests

In diesem Unterabschnitt werden die Hypothesen, die multivariate
Analogien der im vorigen Abschnitt behandelten Hypothesen des Basis-
Crossover darstellen, formuliert und entsprechende multivariate sowie
simultane univariate Tests hergeleitet. Dies sind Tests gegen die
Nullhypothese fehlender Residual-Unterschiede (4.2.2.a), Tests gegen
Behandlungs-Unterschiede bzw. gegen Nichtparallelität (4.2.2.b), Tests
gegen Behandlungs-Unterschiede in der 1. Periode (4.2.2.c), Tests
gegen Behandlungs-Unterschiede in der 2. Periode (4.2.2.d), Tests für
die Identitäts-Hypothese (4.2.2.e) sowie Tests für den Fall, daß
sowohl Residual- als auch Perioden-Effekte ausgeschlossen werden
können (4.2.2.f).

Ein Versuchsplan mit Verlaufskurven mit T Zeitpunkten im Crossover
kann aufgfaßt werden als T-variater Basis-Crossover-Plan bzw. als T
simultane univariate Basis-Crossover-Pläne. Somit sind die Testergebnisse ähnlich zu interpretieren wie im Basis-Crossover; deshalb wird
im weiteren nur die technische Herleitung der Verfahren vorgestellt.

4.2.2.a. Tests gegen Residual-Unterschiede

Die Nullhypothese des fehlenden Residual-Unterschieds zum Zeitpunkt t
lautet:

$$H_{R(t)}: \lambda_{1t} = \lambda_{2t} \ .$$

Gilt dies für alle T Zeitpunkte, so lautet die <u>Nullhypothese fehlender
Residual-Unterschiede</u>:

$$H_R: \underline{\lambda}_1 = \underline{\lambda}_2 \quad \text{bzw.} \quad H_{R(t)}: \lambda_{1t} = \lambda_{2t} \quad \text{für alle } t = 1, \ldots, T. \quad (4.2.2.1)$$

Die Nullhypothese fehlender Residual-Unterschiede besagt, daß für jeden
Zeitpunkt t der Behandlungs-Unterschied in der 2. Periode identisch ist
mit dem Behandlungs-Unterschied der 1. Periode bzw. daß sich der Unterschied der beiden Mittelwertsverläufe der 1. Periode in der 2. Periode
(mit umgekehrtem Vorzeichen) wiederholt.

Man bildet hierzu die (T-dimensionalen) <u>Beobachtungssummen</u>

$$\underline{s}_{ij} = \underline{y}_{ij1} + \underline{y}_{ij2} \ , \ i = 1, 2, \ j = 1, \ldots, n_i \ , \qquad (4.2.2.2)$$

mit den Komponenten

$$s_{ijt} = Y_{ij1t} + Y_{ij2t} \, , \quad t = 1, \ldots, T \, . \qquad (4.2.2.3)$$

Diese setzen sich folgendermaßen zusammen:

$$\underline{s}_{ij} = 2\underline{\mu} + (\underline{\pi}_1 + \underline{\pi}_2) + (\underline{\Phi}_1 + \underline{\Phi}_2) + \underline{\lambda}_i + (\underline{e}_{ij1} + \underline{e}_{ij2})$$

mit den Komponenten

$$s_{1jt} = 2\mu_t + (\pi_{1t} + \pi_{2t}) + (\Phi_{1t} + \Phi_{2t}) + \lambda_{it} + (e_{ij1t} + e_{ij2t}) \, .$$

Die Beobachtungssummen $\underline{s}_{ij}$ bilden also wieder 2 Stichproben von Verlaufskurven mit T Zeitpunkten. Unter H_R sind diese identisch verteilt.

Man kann H_R also überprüfen, indem man die Beobachtungssummen $\underline{s}_{1j}$ und $\underline{s}_{2j}$ mit einem 2-Stichproben-T^2-Test vergleicht. Ebenfalls kann man auf die s_{ijt} T simultane 2-Stichproben-t-Tests anwenden, deren Einzelniveaus man dann gemäß der HOLM-Methode adjustiert; hierbei wertet man also die Daten jedes Zeitpunkts t wie bei einem Basis-Crossover aus.

Diesen multivariaten T^2-Test für H_R und die T simultanen t-Test für $H_{R(t)}$ kann man zu einer multiplen Testprozedur zusammenfassen, indem man zunächst den T^2-Test zum Niveau α durchführt und bei signifikantem Ausgang als Folgeanalyse die simultanen t-Tests durchführt, wobei die adjustierten Schranken $\underline{\alpha/(T-1)}$, $\alpha/(T-1)$, $\alpha/(T-2), \ldots$, $\alpha/2$, α der Variante der HOLM-Prozedur verwendet werden.

Will man überprüfen, ob die (evtl. vorhandenen) Residual-Unterschiede über die T Zeitpunkte identisch sind, kann man die (T-1) Differenzen der s_{ijt} , $t = 2, \ldots$, T, zur Ausgangslage s_{ij1} bilden und entsprechende Tests durchführen.

Die parametrischen T^2- und t-Tests können auch wieder durch entsprechende Rang- oder Permutationstests ersetzt werden.

WALLENSTEIN und FISHER (1977) hatten vorgeschlagen, die beiden Stichproben der Beobachtungssummen s_{ijt} mit einer Varianzanalyse im gemischten linearen Modell auszuwerten.

4.2.2.b. Tests gegen Behandlungs-Effekte oder Nichtparallelität

Die Nullhypothese der Parallelität zum Zeitpunkt t lautet:

$$H_{P(t)} : \Phi_{1t} - \lambda_{1t}/2 = \Phi_{2t} - \lambda_{2t}/2$$

Gilt dies für alle Zeitpunkte, so lautet die **Nullhypothese der Parallelität**:

$$H_P: \underline{\Phi}_1 - \underline{\lambda}_1/2 = \underline{\Phi}_2 - \underline{\lambda}_2/2 \quad \text{bzw.} \quad H_{P(t)}: \Phi_{1t} - \lambda_{1t}/2 = \Phi_{2t} - \lambda_{2t}/2 \qquad (4.2.2.4)$$

bzw.

$$H_{P(t)}: \Phi_{1t} - \lambda_{1t}/2 = \Phi_{2t} - \lambda_{2t}/2$$

für alle t .

Man bildet hierzu die (T-dimensionalen) **Beobachtungsdifferenzen**

$$\underline{d}_{ij} = \underline{Y}_{ij1} - \underline{Y}_{ij2} \ , \ i = 1,2, \ j = 1,\ldots, n_i \ , \qquad (4.2.2.5)$$

mit den T Komponenten

$$d_{ijt} = Y_{ij1t} - Y_{ij2t} \ , \ t = 1,\ldots, T. \qquad (4.2.2.6)$$

Diese setzen sich folgendermaßen zusammen:

$$\underline{d}_{1j} = (\underline{\pi}_1 - \underline{\pi}_2) + (\underline{\Phi}_1 - \underline{\Phi}_2) - \underline{\lambda}_1 + (\underline{e}_{1j1} - \underline{e}_{1j2}), \ j = 1,\ldots, n_1 \ ,$$

$$\underline{d}_{2j} = (\underline{\pi}_1 - \underline{\pi}_2) + (\underline{\Phi}_2 - \underline{\Phi}_1) - \underline{\lambda}_2 + (e_{1j1} - e_{2j2}), \ j = 1,\ldots, n_2 \ .$$

Die Beobachtungsdifferenzen bilden also wieder 2 Stichproben von Verlaufskurven mit T Zeitpunkten. Unter H_P sind diese identisch verteilt, bzw. falls fehlende Residual-Effekte $d_\lambda = (\underline{\lambda}_1 - \underline{\lambda}_2)/2 = \underline{0}$ vorausgesetzt werden können, auch unter $H_B: \Phi_1 = \Phi_2$.

Man kann dann H_P testen, indem man die Beobachtungsdifferenzen $\underline{d}_{ij}$ mit einem 2-Stichproben-T^2-Test vergleicht. Ebenfalls kann man auf die Komponenten d_{ijt} T simultane 2-Stichproben-t-Tests anwenden, deren Einzelniveaus man dann gemäß der HOLM-Methode adjustiert.

Zur Kombination des multivariaten T^2-Tests für H_P und der T univariaten t-Tests für H_{Pt} zu einer <u>multiplen Testprozedur</u> gilt das gleiche wie im vorigen Abschnitt.

Will man überprüfen, ob die (evtl. vorhandenen) Unterschiede über die T Zeitpunkte identisch sind, kann man die (T-1) Differenzen der d_{ijt} , t = 2,..., T, zur Ausgangslage d_{ij1} bilden und entsprechende Tests durchführen.

Die parametrischen T^2- und t-Tests können auch wieder durch entsprechende Rang- oder Permutations-Tests ersetzt werden.

WALLENSTEIN und FISHER (1977) hatten vorgeschlagen, die beiden Stichproben der Beobachtungssummen s_{ijt} mit einer Varianzanalyse im gemischten linearen Modell auszuwerten.

4.2.2.c. Tests gegen Behandlungs-Unterschiede in den einzelnen Perioden

Wenn Residual-Effekte existieren oder a priori nicht ausgeschlossen werden können, kann der reine (unverfälschte) Behandlungs-Effekt nur getestet werden, indem lediglich die Daten der 1. Periode ausgewertet werden.

Die Nullhypothese der Behandlungsgleichheit (in der 1. Periode) besagt dann, daß in allen t Zeitpunkten der 1. Periode die Behandlungen identisch sind:

$$H_B: \Phi_1 = \Phi_2 \quad \text{bzw.} \quad H_{B(t)}: \Phi_{1t} = \Phi_{2t} \quad \text{für alle } t = 1, \ldots, T . \qquad (4.2.2.7)$$

Diese Nullhypothese kann also getestet werden, indem auf die beiden Stichproben von Verlaufskurven y_{1j1}, $j = 1, \ldots, n_1$, und y_{1j2}, $j = 1, \ldots, n_2$, ein 2-Stichproben-T^2-Test angewendet wird.

Will man überprüfen, ob die (evtl. vorhandenen) Behandlungs-Unterschiede über die T Zeitpunkte identisch sind, kann man die (T-1) Differenzen der y_{ijt}, $t = 2, \ldots, T$, zur Ausgangslage y_{ij1} bilden und entsprechende Tests durchführen.

Die parametrischen T^2- und t-Tests können auch wieder durch entsprechende Rang- oder Permutationstests ersetzt werden.

WALLENSTEIN und FISHER (1977) hatten vorgeschlagen, die beiden Stichproben der Original-Daten y_{ij1} mit einer Varianzanalyse im gemischten linearen Modell auszuwerten.

In völlig analoger Weise kann man auch die Nullhypothese der Identität (Behandlungsgleichheit) in der 2. Periode überprüfen; diese lautet:

$$H_{2P}: E(y_{1.2}) = E(y_{2.2}) \text{ oder } \Phi_1 + \lambda_2 = \Phi_2 + \lambda_1 \quad \text{bzw.} \qquad (4.2.2.8)$$

$$H_{2P(t)}: E(y_{1.2t}) = E(y_{2.2t}) \quad \text{für alle } t = 1, \ldots, T .$$

4.2.2.d. Simultane Tests gegen Behandlungs- und Residual-Unterschiede

Die Nullhypothese der Identität zum Zeitpunkt t lautet:

$$H_{I(t)}: \Phi_{1t} = \Phi_{2t} \;, \; \lambda_{1t} = \lambda_{2t} \;.$$

Gilt dies für alle T Zeitpunkte, so lautet die Nullhypothese der Identität bzw. der fehlenden Behandlungs- und Residual-Unterschiede:

$$H_I: \underline{\Phi}_1 = \underline{\Phi}_2 \;, \; \underline{\lambda}_1 = \underline{\lambda}_2 \quad \text{bzw.}$$

$$H_{I(t)}: \Phi_{1t} = \Phi_{2t} \;, \; \lambda_{1t} = \lambda_{2t} \quad \text{für alle } t = 1, \ldots, T \;. \qquad (4.2.2.9)$$

Die Identitäts-Hypothese besagt, daß für jeden Zeitpunkt t der t-te Behandlungs-Unterschied und der t-te Residual-Unterschied fehlen.

Unter H_I sind die 2 Stichproben der (2T)-dimensionalen Vektoren der Meßwerte $(\underline{Y}_{1j1} \,, \, \underline{Y}_{1j2})$, $j = 1, \ldots, n_1$, und $(\underline{Y}_{2j1} \,, \, \underline{Y}_{2j2})$, $j = 1, \ldots, n_2$, identisch verteilt.

Man kann also H_I überprüfen, indem man die Meßwerte mit einem (2T)-dimensionalen 2-Stichproben-T^2-Test vergleicht. Ebenfalls kann man auf die Komponenten (2T) simultane 2-Stichproben-t-Tests anwenden, deren Einzelniveau man dann gemäß der HOLM-Methode adjustiert.

Will man überprüfen, ob die (evtl. vorhandenen) Unterschiede über die 2T Zeitpunkte identisch sind, kann man die (2T-1) Differenzen der Y_{ijkt} zur Ausgangslage y_{ijk1} bilden und entsprechende Tests durchführen.

Die parametrischen T^2- und t-Tests können auch wieder durch entsprechende Rang- oder Permutationstests ersetzt werden.

4.2.2.e. Tests gegen Perioden-Unterschiede

Die Nullhypothese des fehlenden Perioden-Unterschieds zum Zeitpunkt t
kann ausgedrückt werden durch:

$$H_{Per(t)}: \pi_{1t} = \pi_{2t} \; .$$

Gilt dies für alle T Zeitpunkte, so ergibt sich die entsprechende
__Nullhypothese des fehlenden Perioden-Unterschieds__

$$H_{Per}: \underline{\pi}_1 = \underline{\pi}_2 \text{ bzw. } H_{Per(t)}: \pi_{1t} = \pi_{2t} \text{ für alle } t = 1,\ldots, T \; . \quad (4.2.2.10)$$

Man bildet hierzu die (T-dimensionalen) __Crossover-Differenzen__

$$\underline{c}_{1j} = \underline{Y}_{1j1} - \underline{Y}_{1j2} \; , \; j = 1,\ldots, n_1 \; , \text{ und} \quad\quad (4.2.2.11)$$

$$\underline{c}_{2j} = \underline{Y}_{2j2} - \underline{Y}_{2j1} \; , \; j = 1,\ldots, n_2 \; ,$$

mit den T Komponenten

$$c_{1jt} = Y_{1j1t} - Y_{1j2t} \; ,$$

$$c_{2jt} = Y_{2j2t} - Y_{2j1t} \; , \; t = 1,\ldots, T \; . \quad\quad (4.2.2.12)$$

Sie setzen sich (wegen $\underline{\lambda}_1 + \underline{\lambda}_2 = \underline{0}$) folgendermaßen zusammen:

$$\underline{c}_{1j} = (\underline{\pi}_1 - \underline{\pi}_2) + (\underline{\Phi}_1 - \underline{\Phi}_2) + (\underline{e}_{1j1} - \underline{e}_{1j2}) \; ,$$

$$\underline{c}_{1j} = (\underline{\pi}_2 - \underline{\pi}_1) + (\underline{\Phi}_1 - \underline{\Phi}_2) + (\underline{e}_{2j1} - \underline{e}_{2j2}) \; .$$

Die Crossover-Differenzen bilden also wieder 2 Stichproben von Verlaufskurven mit T Zeitpunkten. Unter H_{Per} sind diese wieder identisch
verteilt.

Man kann dann H_{Per} testen, indem man die beiden Stichproben der
Crossover-Differenzen $\underline{c}_{1j}$ und $\underline{c}_{2j}$ mit einem T^2-Test vergleicht.
Ebenfalls kann man auf die T Komponenten c_{1jt} und c_{2jt} simultane
t-Tests anwenden, deren Einzelniveaus man gemäß der HOLM-Methode
adjustiert.

Will mann überprüfen, ob die (evtl. vorhandenen) Perioden-Unterschiede
über die T Zeitpunkte identisch sind, kann man die (T-1) Differenzen

der c_{ijt} , t = 2,..., T , zur Ausgangslage c_{ij1} bilden und entsprechende Tests durchführen.

Die parametrischen Tests T^2 und t-Tests können auch wieder durch entsprechende Rang- oder Permutations-Tests ersetzt werden.

4.2.2.f. Weitere Tests

Wenn keine Residual- und keine Perioden-Effekte existieren, können die Auswertungen wie im Falle zweier <u>verbundener</u> Stichproben von Verlaufskurven durchgeführt werden. Man bildet dann wieder die Crossover-Differenzen <u>c</u>$_{ij}$, die unter der Nullhypothese fehlender Behandlungs-Unterschiede identisch normalverteil sind mit Erwartungswertvektor <u>0</u>. Man kann diese Hypothese prüfen, indem man auf die $N = n_1 + n_2$ Crossover-Differenzen einen (T-dimensionalen) 1-Stichproben-T^2-Test anwendet.

Weiter können in diesem Falle alle Tests angewandt werden, die für die Analyse zweier unabhängiger Stichproben von Verlaufskurven im Kapitel 3 dieser Arbeit vorgestellt wurden, indem alle Tests für 2 unabhängigen Stichproben durch entsprechende Tests für abhängige (verbundene) ersetzt werden. Eine Übersicht über entsprechende nichtparametrische Verfahren findet sich in LEHMACHER und LIENERT (1980).

<u>Diskussion</u>: Der multivariate Ansatz des Modells (4.2.1.1) erlaubt die Herleitung multivariater Tests, die direkte Verallgemeinerungen der Tests des Basis-Crossovers sind, bzw. von simultanen univariaten Tests in T Basis-Crossover-Plänen. Diese Tests können auch nichtparametrisch oder als Permutationstests durchgeführt werden. Ebenso wie beim Plan zweier Stichproben von Verlaufskurven und beim Basis-Crossover-Plan zeigt sich auch hier die Überlegenheit des multivariaten linearen Modells gegenüber univariaten Split-Plot-Modellen, da dies schwächere Voraussetzungen benötigt sowie einfach die Herleitung simultaner oder multipler sowie nichtparametrischer Tests ermöglicht.

4.2.3. Zusammenfassung der Einzeltests

Im vorigen Unterabschnitt wurde eine große Zahl möglicher Hypothesen
und Tests vorgestellt. Will man diese nicht im Sinne der explorativen
Datenanalyse einsetzen, sondern als inferentielle Analyse, die ein
multiples Signifikanzniveau einhält, muß man diese Einzeltests wieder
zu geeigneten Testprozeduren zusammenfassen.

Problematisch ist hier, daß zwei Arten multipler Fragestellungen
gleichzeitig vorliegen: Einerseits sind wie bereits beim Basis-
Crossover mehrere Effekt-Unterschiede zu berücksichtigen und andererseits sind simultan T verschiedene Zeitpunkte zu untersuchen.

4.2.3.a. Zusammenfassung von T Basis-Crossover-Auswertungen

Eine einfache Möglichkeit besteht darin, daß man pro Zeitpunkt eine
Analyse nach dem Konzept des einfachen Basis-Crossover durchführt
– wie in Unterabschnitt 4.1.5 beschrieben –, wobei man jedesmal das
BONFERRONI-adjustierte Niveau α/T zugrunde legt.

4.2.3.b. Folgeanalyse bei Prüfung einer einzigen multivariaten Nullhypothese

Oft will man nur eine einzige der multivariaten Nullhypothesen
überprüfen. Etwa bei vielen Bioverfügbarkeitsstudien können
Residual-Effekte ausgeschlossen werden und es interessiert nur der
Test auf Nichtparallelität bzw. Behandlungs-Unterschiede aus 4.2.2.b.

Nach einem signifikanten Ergebnis des T-dimensionalen Tests für H_P
dürfen dann als Folgeanalyse T simultane eindimensionale Tests der T
Einzel-Hypothesen $H_{P(t)}$ angewandt werden, deren Signifikanzniveaus
gemäß der Variante der HOLM-Prozedur mit den T sequentiellen Schranken

$$\alpha/(T-1),\ \alpha/(T-1),\ \alpha/(T-2),\ \alpha/(T-3),\ \ldots,\ \alpha/2,\ \alpha \qquad (4.2.3.1)$$

festgelegt werden müssen.

4.2.3.c. Kombination der multivariaten Tests

Ist a priori unsicher, ob Residual-Unterschiede vorliegen, muß analog
dem Vorgehen beim Basis-Crossover (s. Unterabschnitt 4.1.5) eine
Teststrategie angewandt werden, die mögliche Residual-Unterschiede
berücksichtigt.

Man erhält dann folgende

Testprozedur zum multiplen Niveau α:

1. Zunächst wird die Identitäts-Hypothese H_I mit einem (2T)-variaten
   Test zum Niveau α getestet.

   Wenn dieser Test nicht signifikant ist, stoppt die Prozedur; die
   Identitäts-Hypothese und somit auch die 4 Einzel-Hypothesen können
   <u>nicht</u> verworfen werden. Wenn dieser Test signifikant ist, kann die
   Identitäts-Hypothese verworfen werden und man kann in die 2. Stufe
   der Testprozedur gehen:

2. Alle 4 Einzel-Hypothesen H_B , H_P , H_R und H_{2P} werden simultan mit
   den entsprechenden T-variaten Tests jeweils zum Niveau α getestet.

   Bei jedem hierbei signifikanten Test darf die entsprechende Einzel-
   Hypothese abgelehnt werden.

Dieses Verfahren hält wieder das multiple Niveau α ein. Allerdings sind
alle hier angewandten Tests ihrerseits wieder multivariate Tests, so
daß alle eventuell abgelehnten Hypothesen ebenfalls multivariat sind
und noch nicht erlauben, auf Unterschiede in einzelnen der T Zeitpunkte
zu schließen.

4.2.3.d. Kombination der multivariaten und univariaten Tests

Es wäre nun naheliegend, die Kombination der multivariaten Tests (wie
im vorigen Unterabschnitt 4.2.3.b beschrieben) mit dem (im vorletzten
Unterabschnitt 4.2.3.a beschriebenen) Verfahren der Folgeanalyse direkt
zu verbinden:

Tab. 4.5: Schema einer Gesamtprozedur

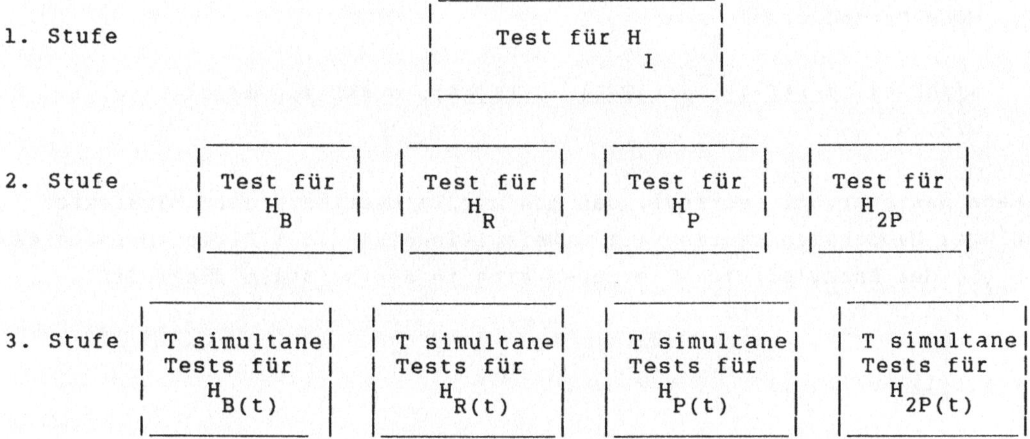

Es läßt sich jedoch leicht zeigen, daß dieses dreistufige Verfahren,
wenn es mit den dort angegebenen Einzel-Niveaus α arbeitet, das
multiple Niveau α <u>nicht</u> einhält.

Auf der letzten Stufe des sequentiellen Verfahrens werden bis zu (4T)
simultane Tests für die Elementar-Hypothesen angewandt; diese müssen
gemäß der Variante der HOLM-Prozedur gemäß den sequentiellen Schranken

$\alpha/(4T-1)$, $\alpha/(4T-1),\ldots,$ $\alpha/2$, α

beurteilt werden.

Dann ergibt sich als adaptive Variante der HOLM-Prozedur nach Abschnitt
5.g. folgende <u>3-stufige Testprozedur zum multiplen Niveau α</u>:

1. Stufe: Die Identitäts-Hypothese H_I wird getestet mit einem (2T)-
dimensionalen T^2-Test zum Niveau α; wenn dieser nicht signifikant

ist, stoppt die Prozedur. Wenn er signifikant ist, wird H_I abgelehnt, und man geht zur 2. Stufe.

2. Stufe: Man testet simultan die 4 multivariaten Hypothesen H_B, H_R, H_P und H_{2P} mit T^2-Tests jeweils zum Niveau α; wenn (mindestens) einer dieser Tests signifikant ist, geht man zur 3. Stufe.

3. Stufe: Wenn K (=1,.., 4) der 4 multivariaten Hypothesen in der 2. Stufe abgelehnt wurden, testet man die entsprechenden KT Einzel-Hypothesen mit den ersten KT adaptierten Schranken der Variante der HOLM-Prozedur:

$$\underline{\alpha/(4T-4)}, \ \underline{\alpha/(4T-4)}, \ \underline{\alpha/(4T-4)}, \ \underline{\alpha/(KT-4)}, \ \alpha/(KT-4), \ \alpha/(4T-5), \ldots,$$
$$\alpha/2, \ \alpha$$

Wenn man a priori festlegt, daß man nur T* bestimmte der univariaten Einzel-Hypothesen testen will – beispielsweise die T Einzel-Hypothesen $H_{P(t)}$ der Parallelität –, ergeben sich in der 3. Stufe die modifizierten HOLM-Schranken:

$$\underline{\alpha/(T^*-1)}, \ \alpha/(T^*-1), \ldots, \ \alpha/2, \ \alpha \ .$$

4.2.3.e. Andere Auswertungsstrategien

WALLENSTEIN und FISHER (1977) schlugen eine Varianzanalyse im univariaten gemischten Modell vor. Sie gaben dabei keine multiplen Testprozeduren an, die entweder die Problematik mehrere Effekte (insbesondere Residual-Unterschiede) oder die Problematik mehrerer Zeitpunkte berücksichtigen.

PATEL und HEARNE (1980) schlugen eine rein multivariate Analyse vor; jedoch wird ihr Test auf Behandlungs-Unterschied erst durchgeführt, wenn ein Test auf Residual x Zeit-Wechselwirkungs-Effekt, dann ein zweiter Test auf Residual-Unterschied und dann ein dritter Test (Behandlung x Zeit)-Wechselwirkungs-Unterschied nicht signifikant waren. Diese Vorgehensweise mit 3 Vortests ist jedoch um ein mehrfaches problematischer als die GRIZZLE-Prozedur und sollte in praxi nicht angewandt werden.

4.2.3.f. Variablenreduktion

In den vorigen Abschnitten konnte gezeigt werden, daß es grundsätzlich
möglich ist, T univariate Basis-Crossover simultan auszuwerten, beim
Testen nur einer multivariaten Hypothese Folgeanalysen durchzuführen,
die multivariaten Tests in einer multiplen Testprozedur zu verkürzen
sowie eine "vollständige Analyse" von Verlaufskurven im Crossover
durchzuführen. Sollen diese Auswertungen nicht nur explorativ sein,
sondern inferentiell durch ein Gesamt-Signifikanzniveau α abgesichert
sein, stoßen die multiplen Verfahren jedoch schnell auf die Grenzen
ihrer praktischen Anwendbarkeit.

Deshalb ist es auch hier ratsam, stets die <u>Anzahl T der Zeitpunkte
möglichst klein zu halten</u>, da bei multivariaten Tests bei großem T die
Anzahl der Freiheitsgrade zu hoch geht und bei den simultanen Tests
die HOLM-Schranken zu niedrig ausfallen müssen, und somit Effizienz
verloren geht.

Weiter ist zu überlegen, ob die Information auf eine oder wenige
Kurvencharakteristika (Maßzahlen, "Summary statistics") reduziert
kann, um dann eine effiziente Analyse mit einem (oder einigen wenigen)
Basis-Crossover angewandt auf diese Kurvencharakteristika durchzuführen. Etwa bei vielen Bioverfügbarkeitsstudien läßt sich die Information einer Gesamtkurve auf Maßzahlen wie Fläche unter der Kurve,
Maximum der Wirkung, Zeitpunkt des Erreichens eines bestimmten Levels
etc. reduzieren.

Angesichts der Komplexität der Fragestellungen sind die oben angegebenen Methoden nur effizient, wenn nach der sorgfältigen Analyse von
Vorstudien entsprechend geplante Hauptstudien und -Analysen durchgeführt werden. In der Regel sind ad hoc durchgeführte Crossover-Versuche
mit Verläufen nicht auswertbar und somit zum Scheitern verurteilt.

4.3. Empfehlungen für Planung und Auswertung

Zum Abschluß dieses Kapitels sollen nun die wichtigsten Empfehlungen, die sich für die praktische Anwendung der Verfahren bei der Planung und Auswertung von Crossover-Versuchen ergeben, zusammengefaßt werden.

- **Relation der Stichprobenumfänge**

Es sollte versucht werden, gleiche oder zumindest annähernd gleiche Umfänge n_1 und n_2 der beiden Stichproben zu erreichen, um die statistische Effizienz der Testverfahren zu optimieren. Die Aufteilung der Individuen auf die beiden Gruppen muß randomisiert erfolgen.

- **Deskription**

Auch bei Crossover-Versuchen gehören zur Deskription unbedingt graphische Darstellungen. Wegen der Schwierigkeiten der angemessenen Auswertestrategie sollen unbedingt die Rohdaten mit publiziert werden, damit Reanalysen möglich sind.

- **Auswahl der Verfahren**

Die Auswahl der Verfahren hat in Abhängigkeit der Skalen- und Verteilungseigenschaften der Meßwerte zu erfolgen. Für die meisten Situationen stehen nun geeignete Verfahren zur Verfügung; lediglich bei ordinalen, nicht-metrischen Daten fehlen noch adäquate Verfahren, und wenn mangels besserer Ansätze ersatzweise Rangtests durchgeführt werden, sind deren Ergebnisse entsprechend vorsichtig zu interpretieren.

- **Multiple Testprozedur**

Wenn Residual-Unterschiede nicht ausgeschlossen werden können, soll die vorgeschlagene multiple Testprozedur angewandt werden, um

- inferenzstatistisch korrekte Entscheidungen zu treffen sowie

- eine möglichst effiziente Informationsausbeute zu erreichen.

- <u>Vorwerte</u>

Wenn es ohne allzu großen Mehraufwand möglich ist, sollten Vorwerte
erhoben werden. Vorwerte vor der 1. Periode können den 2-Stichproben-
Test zum Vergleich der (reinen) Behandlungsunterschiede in der 1.
Periode trennschärfer machen. Zusätzliche Vorwerte vor der 2. Periode
können zu präziseren Ergebnissen führen, indem die Zuwächse analysiert werden.

- <u>Verlaufskurven im Crossover</u>

Hier gelten ähnliche Empfehlungen, wie sie für den Versuchsplan
zweier Stichproben von Verlaufskurven in Abschnitt 3.4. zusammengestellt sind, insbesondere für die mögliche Effizienzsteigerung durch
eine Reduktion der Zeitpunkte und durch eine Auswahl geeigneter
Kurvencharakteristika.

- <u>Entscheidung zwischen Crossover und 2-Gruppen-Vergleich</u>

Falls es möglich ist, einen Crossover-Versuch durchzuführen, besitzt
er eine wesentlich höhere Trennschärfe als der 2-Gruppen-Vergleich.

Wenn keine Residual-Unterschiede existieren, ist dann der Crossover-
Versuch unbedingt vorzuziehen.

Wenn (negative) Residual-Unterschiede nicht ausgeschlossen werden
können, ist zu bedenken, daß ein signifikantes Ergebnis des
Crossover-Versuchs zu interpretieren ist als ein positiver
Behandlungs- und (bzw. oder) ein negativer Residual-Unterschied
(Entzugs-Effekt).

Bei medizinischen Fragestellungen, wo es mehr darauf ankommt, zu
untersuchen, ob <u>überhaupt</u> eine "Überlegenheit" oder ein "Unterschied"
zwischen den Behandlungen besteht, liefert der Crossover mit dieser
Interpretation befriedigende Ergebnisse; dies dürfte stets dann der
Fall sein, wenn man sich auf wissenschaftlichem Neuland befindet und
eine geplante Studie rasche Ergebnisse liefern soll.

Soll aber eine Studie ein "Endergebnis" liefern, das nicht durch
einen negativen Residual-Unterschied beeinträchtigt sein darf, kommt
ein Crossover-Versuch nicht in Frage.

- <u>Vorstudien</u>

Die Auswertung von Vorstudien ist dringend zu empfehlen; sie
ermöglicht

.   die Abschätzung des benötigten Stichprobenumfangs,

.   die Überprüfung der Nützlichkeit der Erhebung von Vorwerten,

.   die Analyse, ob und welche Residual-Unterschiede vorliegen
    können.

Dies gilt in besonderem Maße für den Versuchsplan von Verlaufskurven
im Crossover, da hierbei noch zusätzlich die Problematik der Auswahl
relevanter Zeitpunkte und Kurvencharakteristika erschwerend hinzu-
kommt; ad hoc geplante Studien sind in der Regel zum Scheitern
verurteilt.

Die sorgfältige Analyse von Vorstudien und sogar die Durchführung
neuer Vorstudien rentiert sich im allgemeinen, da deren Ergebnisse
es ermöglichen, die eigentliche Hauptstudie weniger aufwendig durchzuführen bzw. optimal auszuwerten.

5. GRUNDLAGEN DES MULTIPLEN TESTENS

Bei den in dieser Arbeit behandelten Verlaufskurven- und Crossover-Analysen werden meistens an einem Datensatz mehrere statistische Einzel-Tests durchgeführt. Will man eine Datenanalyse nicht nur explorativ betreiben, sondern inferentiell durch eine Gesamt-Irrtumswahrscheinlichkeit absichern, müssen die Probleme des multiplen Testens berücksichtigt werden. In diesem Abschnitt sind die - zum Teil erst in jüngster Zeit - entwickelten theoretischen Grundlagen des multiplen Testens soweit zusammengestellt, wie sie im Rahmen dieser Arbeit benötigt werden.

5.a. Definitionen

Ein <u>Multiples Testproblem</u> liegt immer dann vor, wenn im Rahmen einer Studie (oder Fragestellung) mehrere statistische Signifikanztests durchgeführt werden. Bei jedem einzelnen Test wird die Wahrscheinlichkeit, die jeweils zu überprüfende Nullhypothese fälschlicherweise zu verwerfen, durch das <u>lokale (Signifikanz-)Niveau</u> α kontrolliert. Das <u>globale Niveau</u> α ist eingehalten, wenn unter der Global-Hypothese (d.h. bei Richtigkeit aller Einzel-Hypothesen) höchstens mit Wahrscheinlichkeit α irgendeine (oder mehrere) Einzel-Hypothese verworfen wird. Das <u>experimentweise Niveau</u> α_{EW} ist die Wahrscheinlichkeit, daß bei der Gesamtheit der durchgeführten Einzel-Tests irgendeine (oder mehrere) der (tatsächlich wahren) Nullhypothesen fälschlicherweise verworfen wird; dabei ist es gleichgültig, ob alle Nullhypothesen wahr sind bzw. welche von ihnen wahr sind. Das <u>multiple (Signifikanz-) Niveau</u> α ist dann eine obere vorgegebene Schranke für das experimentweise Niveau eines multiplen Testproblems. Bei einem <u>Test zum multiplen Niveau</u> α wird verlangt, daß α_{EW} durch α kontrolliert wird.

Dieses multiple Niveau liegt meist beträchtlich über den lokalen Einzelniveaus: Werden N Einzel-Tests jeweils zum Niveau α durchgeführt, so kann die Gesamt-Irrtumswahrscheinlichkeit auf bis zu $N\alpha$ ansteigen. Um das multiple Niveau durch α zu begrenzen, können etwa die Einzel-Niveaus auf α/N adjustiert werden (vgl. MILLER, 1966). Diese Methode der <u>BONFERRONI-Adjustierung</u> ist zwar stets anwendbar und technisch einfach durchführbar, jedoch ist sie in vielen Fällen unnötig konservativ. Neuere Verfahren des multiplen Testens hingegen können zum Teil recht erhebliche Verbesserungen ermöglichen.

Im weiteren wird stets davon ausgegangen, daß bei einem multiplen Test-
problem N (d.h. nur endlich viele) Einzel-Tests vorliegen.

Die zugrundeliegenden Einzel-Hypothesen $H_1 , ..., H_n , ..., H_N$ heißen
<u>Elementar</u>-Hypothesen; dabei wird vorausgesetzt, daß je 2 Einzel-Hypo-
thesen verschieden voneinander sind.

Eine <u>Durchschnitts-Hypothese</u> $H^m_{i_1 ... i_m}$ vom Grade m $(m \leq N)$ ist definiert
als der Durchschnitt der m Einzel-Hypothesen $H_{i_1} , ..., H_{i_m}$:

$$H^m_{i_1 ... i_m} := H_{i_1} \cap ... \cap H_{i_m} .$$

Die <u>Global-Hypothese</u> H_0 ist dann die Durchschnitts-Hypothese vom Grade
N bzw. der Durchschnitt aller N Elementar-Hypothesen:

$$H_0 := H^N_{12...N} = \bigcap_{n=1}^{N} H_n .$$

Dann sei <u>H</u> das <u>System</u> der Hypothesen, die sich aus allen Durchschnitten
der N Elementar-Hypothesen ergeben. Es existieren $2^N - 1$ solcher formaler
Durchschnitts-Hypothesen; sind alle diese Durchschnitts-Hypothesen
(echt) verschieden voneinander, so heißt das Hypothesen-System <u>H</u> <u>voll-
ständig</u>. In Abbildung 5.1 ist ein vollständiges Hypothesen-System für
N = 4 skizziert.

Abb. 5.1: Schema eines Hypothesensystems für N = 4

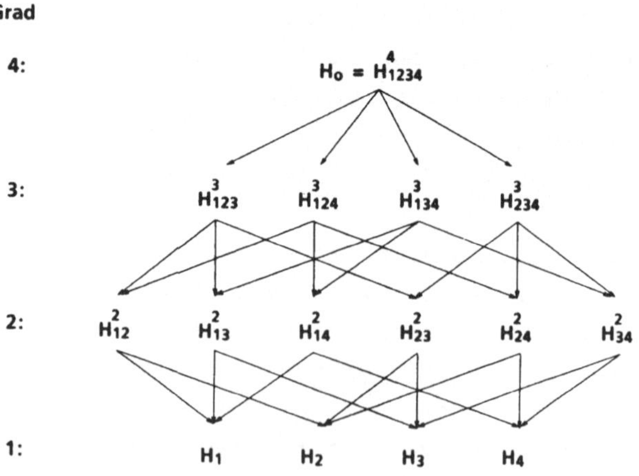

Die Pfeile zeigen die Implikationen, die sich aus den Durchschnitts-
bildungen ergeben.

H ist eine <u>Implikation</u> von H' (H' ⊂ H), wenn aus der Gültigkeit (Richtigkeit) der Hypothese H' die Gültigkeit der Hypothese H folgt.

Eine multiple Testprozedur, d.h. ein Entscheidungsverfahren im Rahmen eines multiplen Testproblems, heißt <u>kohärent</u>, wenn bei Nicht-Ablehnung einer Hypothese des Systems $\underline{H}$ auch alle ihre Implikationen nicht abgelehnt werden. Eine multiple Testprozedur heißt <u>konsonant</u>, wenn eine Hypothese aus $\underline{H}$ nur abgelehnt wird, wenn auch mindestens eine ihrer Implikationen abgelehnt wird.

Im weiteren werden einige Verfahren angegeben, die zur Konstruktion von Testprozeduren geeignet sind, die das multiple Niveau α einhalten.

5.b. Die Abschluß-Test-Prozedur

Es liege ein Hypothesen-System $\underline{H}$ vor, das durch endlich viele Elementar-Hypothesen per Durchschnittsbildung erzeugt wird. Für jede Hypothese aus $\underline{H}$ soll ein Test zum (lokalen) Niveau α existieren. Ist erkennbar, daß einige Hypothesen aus $\underline{H}$ identisch sind, sollte jede Gruppe identischer Hypothesen nur einmal mit einem Test getestet werden, um (möglicherweise resultierende) widersprüchliche Testentscheidungen zu vermeiden. Dann kann man formulieren:

Schema der Abschluß-Test-Prozedur

1. Man führt für jede Hypothese aus dem Hypothesen-System $\underline{H}$ einen (formalen) Test zum Niveau α durch.

2. Man lehnt eine Hypothese $H^m_{i_1 \ldots i_m}$ (tatsächlich) genau dann ab, wenn alle (formalen) Tests der Hypothesen, die $H^m_{i_1 \ldots i_m}$ implizieren (also alle Hypothesen, die ebenfalls $H^m_{i_1 \ldots i_m}$ enthalten), kritisch sind, d.h. einen P-Wert unter α haben.

Diese Test-Prozedur hält das multiple Niveau α ein.

<u>Bemerkung 1</u>: Eine Elementar-Hypothese H_n wird also genau dann abgelehnt, wenn mit H_n alle Hypothesen des Hypothesen-Systems $\underline{H}$, die H_n enthalten, d.h. die H_n implizieren, zum Niveau α abgelehnt werden.

__Bemerkung 2__: Man führt diese Abschluß-Test-Prozedur am einfachsten durch, indem man die Durchschnitts-Hypothesen sequentiell nach absteigendem Grad testet. Dann kann man die Abschluß-Test-Prozedur auch formulieren als:

Sequentiell verwerfende Prozedur

a) Man testet zunächst die Global-Hypothese H_o , d.h. die Durchschnitts-Hypothese von Grade N. Ist dieser Test nicht kritisch (signifikant) zum Niveau α, kann man H_o nicht verwerfen und man bricht die Prozedur ab; man führt keine weiteren Tests mehr durch und kann auch keine weiteren Hypothesen verwerfen. Ist er signifikant, kann man H_o verwerfen und testet dann alle Hypothesen von Grade N - 1.

b) Für jede dieser Stufen m = N-1, N-2,..., 2, 1 verfährt man analog; man testet alle Hypothesen der jeweiligen Stufe m und entscheidet sich wie folgt:

Ist der Test für eine Hypothese $H^m_{i_1 \ldots i_m}$ __nicht__ kritisch zum Niveau α, so kann man $H^m_{i_1 \ldots i_m}$ nicht verwerfen und alle von $H^m_{i_1 \ldots i_m}$ implizierten Hypothesen kleineres Grades ebenfalls nicht.

Ist der Test kritisch, verwirft man $H^m_{i_1 \ldots i_m}$ und kann dann alle Hypothesen von Grade m-1 testen, die von $H^m_{i_1 \ldots i_m}$ impliziert werden. Zweckmäßigerweise testet man die Hypothesen in der Reihenfolge, wie ihr Grad abfällt, wobei man alle aussparen kann, die durch eine nicht-signifikante Hypothese höheren Grades impliziert werden.

__Bemerkung 3__: Man ist in der Auswahl der Tests für die Hypothesen $H^m_{i_1 \ldots i_m}$ frei; man wird also versuchen, für die jeweiligen Hypothesen spezifische Tests zu finden, die entweder besonders einfach durchführbar oder besonders trennscharf sind.

__Bemerkung 4__: Die Abschluß-Test-Prozedur ist kohärent.

__Bemerkung 5__: Die Begründung der Abschluß-Test-Prozedur basiert auf folgender Idee: Seien H^w_1 ,...., H^w_K , $K \leq N$, die K tatsächlich wahren Elementar-Hypothesen. Der Durchschnitt $H^w := H^w_1 \cap \ldots \cap H^w_K$ der wahren Hypothesen wird höchstens dann abgelehnt, wenn auch der entsprechende Test zum Niveau α signifikant ist; somit ist die fälschliche Ablehnung von H^w durch die Irrtumswahrscheinlichkeit α begrenzt. Alle Impli-

kationen von H^W und somit auch alle weiteren wahren Hypothesen des
Systems $\underline{H}$ werden aber nur noch dann getestet und eventuell fälschlicherweise verworfen, wenn H^W verworfen ist; somit ist also das
fälschliche Verwerfen irgendeiner wahren Hypothese durch α begrenzt.

<u>Bemerkung 6</u>: In vielen Fällen ist das Hypothesen-System $\underline{H}$ nicht voll-
ständig; identische Hypothesen brauchen dann nur einmal getestet zu
werden. Durch solche "Redundanzen" oder "logische Abhängigkeiten" im
Hypothesen-System kann einerseits die Anzahl der durchzuführenden
Tests oft erheblich reduziert werden, und andererseits resultieren
gerade dann Test-Prozeduren, die oft erheblich trennschärfer sind als
die allgemeinen Prozeduren (wie etwa die BONFERRONI-HOLM-Prozedur),
die solche inhaltlichen Abhängigkeiten nicht beachten. Dies zeigte
sich etwa für Kontingenztafelanalysen bei PERLI (1985), PERLI, HOMMEL
und LEHMACHER (1985), HOMMEL, LEHMACHER und PERLI (1985) und PERLI,
HOMMEL und LEHMACHER (1987), für multiple FRIEDMAN-Tests bei REMMERS
(1984) und REMMERS, SCHULZ und LEHMACHER (1987), für T^2-Tests bei
NGUYEN-HOANG (1985) und im Rahmen von multiplen Mittelwertsvergleichen
bei SHAFFER (1986).

Ein Beispiel für ein unvollständiges Hypothesen-System ist gegeben,
wenn 3 Mittelwerte zu vergleichen sind. Alle Hypothesen vom Grad 2
sind mit der Global-Hypothese H_0^3 identisch und brauchen nicht mehr
getestet zu werden. Somit brauchen statt der $2^3-1 = 7$ nur 4 Hypothesen
(die Global-Hypothese und die 3 Elementar-Hypothesen) getestet zu werden; vgl. Abbildung 5.2.

Abb. 5.2: Beispiel eines unvollständigen Hypothesen-Systems

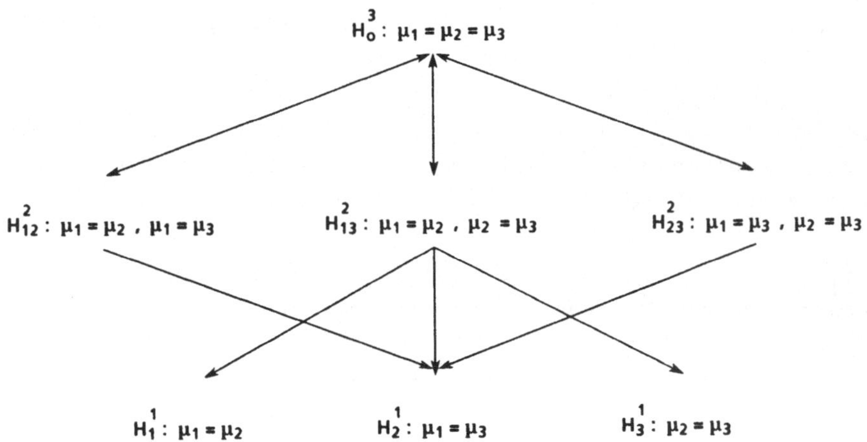

<u>Literatur</u>: Das Abschluß-Test-Prinzip wurde von MARCUS, PERITZ und GABRIEL (1976) beschrieben. Darstellungen und Weiterentwicklungen dieses Ansatzes finden sich bei SONNEMANN (1982) und HOMMEL (1985, 1986, 1987).

5.c. Die HOLM-Prozedur

Die bislang häufig angewandte BONFERRONI-Methode kann inzwischen durch die Prozedur von HOLM (1979) verbessert werden. Es soll wieder von endlich vielen Elementar-Hypothesen H_n ausgegangen werden, und zu jeder Elementar-Hypothese sollen Signifikanztests zum (lokalen) Niveau α existieren; dann ergibt sich:

Schema der allgemeinen HOLM-Prozedur

1. Für jede Elementar-Hypothese H_n führt man einen (formalen) Signifikanz-Test durch und ermittelt den entsprechenden P-Wert P_n .

   Dann ordnet man diese N P-Werte in aufsteigender Reihenfolge $P_{(1)} \leq \cdot\cdot \leq P_{(n)} \leq \cdot\cdot \leq P_{(N)}$ und vergleicht diese sequentiell mit den Schranken $\alpha_1 = \alpha/N$, $\alpha_2 = \alpha/(N-1)$,..., $\alpha_n = \alpha/(N-n+1)$,..., $\alpha_{N-1} = \alpha/2$, $\alpha_N = \alpha$.

2. Die Testentscheidung lautet dann:
   Ist $P_{(1)} > \alpha_1 = \alpha/N$, so kann die zu $P_{(1)}$ gehörende Elementar-Hypothese $H_{(1)}$ nicht verworfen werden und die Prozedur stoppt, d.h. auch keine weitere Hypothese wird mehr getestet und auch nicht mehr verworfen.

   Ist $P_{(1)} \leq \alpha/N$, so wird die zu $P_{(1)}$ gehörende Elementar-Hypothese $H_{(1)}$ verworfen und man verfährt analog mit $H_{(2)}$.

   Ist allgemein $P_{(n)} > \alpha_n = \alpha/(N-n+1)$, so kann die zu $P_{(n)}$ gehörende Elementar-Hypothese $H_{(n)}$ <u>nicht</u> verworfen werden und die Prozedur stoppt, d.h. auch keine weitere Hypothese wird mehr abgelehnt.

   Ist $P_{(n)} \leq \alpha_n = \alpha/(N-n+1)$, so wird die Elementar-Hypothese $H_{(n)}$ verworfen und die Prozedur fährt fort mit $H_{(n+1)}$.

3. Neben den auf diese Weise verworfenen Elementar-Hypothesen dürfen alle Hypothesen, die diese Elementar-Hypothesen implizieren, eben-

falls verworfen werden.

Diese Test-Prozedur hält das multiple Niveau α ein.

Die Begründung ergibt sich daraus, daß (formal) eine modifizierte Ab-schluß-Test-Prozedur durchgeführt wird, bei der jede der 2^N-1 Hypo-thesen aus dem Hypothesensystem $\underline{H}$ mittels Anwendung der BONFERRONI-Ungleichung getestet wird; vgl. dazu auch HOMMEL (1985, 1986, 1987).

<u>Bemerkung</u>: Die HOLM-Prozedur hat den Vorteil, daß maximal N (formale) Tests durchgeführt werden müssen, während bei der allgemeinen Abschluß-Test-Prozedur maximal 2^N-1 (formale) Tests nötig sind.

5.d. Die Modifikation der HOLM-Prozedur

Anstelle der Schranken der allgemeinen HOLM-Prozedur versucht man hierbei, problemspezifisch weniger strenge Schranken zu verwenden. Man nutzt folgende Überlegung aus:

Nachdem bereits n Hypothesen abgelehnt sind, wird die (n+1)-te Schranke $\alpha_{n+1} = \alpha/(N-n)$ verwandt, um die Richtigkeit der verbleibenden N-n Hypo-thesen gemäß der BONFERRONI-Methode zu überprüfen. $\alpha/(N-n)$ kann durch α/r_{n+1} ersetzt werden, wobei r_{n+1} die maximale Anzahl unter den N-n verbleibenden Hypothesen ist, die noch richtig sein können, wenn n Hypothesen falsch sind. Es gilt somit stets $r_{n+1} \leq$ N-n und im all-gemeinen $r_1 = N$ und $r_N = 1$. Vgl. dazu PERLI (1985), HOMMEL (1985), HOMMEL, LEHMACHER und PERLI (1985) und SHAFFER (1986).

Schema der Modifikation der HOLM-Prozedur

Die <u>modifizierten HOLM-Schranken</u> sind dann die durch diesen Erset-zungsmodus abgeänderten HOLM-Schranken; die Testprozedur läuft dann analog der sequentiellen HOLM-Prozedur aus 5.c unter Verwendung der modifizierten HOLM-Schranken.

Beispiel: Vergleich dreier Mittelwerte

Hier wird das Hypothesen-System von Tabelle 5.2 zugrundegelegt. Beim ersten Schritt wird $H_o^3 = H_1 \cap H_2 \cap H_3$ getestet; da alle drei Elementar-Hypothesen wahr sein können, ist $r_1 = 3$ bzw. die erste Schranke $\alpha_1 = \alpha/3$.

Ist eine Elementar-Hypothese falsch, kann von den beiden anderen Elementar-Hypothesen maximal eine wahr sein. Somit ist $r_2 = 1$ bzw. die zweite Schranke $\alpha_2 = \underline{\alpha}$.

Sind zwei Elementar-Hypothesen falsch, kann die jeweils dritte noch (widerspruchsfrei) richtig sein. Somit ist $r_3 = 1$ bzw. die dritte Schranke $\alpha_3 = \alpha$.

Somit lauten die modifizierten HOLM-Schranken: $\alpha/3$, $\underline{\alpha}$, α .

<u>Literaturhinweise</u>: Solche Modifikationen der HOLM-Prozedur wurden von PERLI (1985) und HOMMEL, LEHMACHER und PERLI (1985) für Kontingenztafelanalysen, von HOMMEL (1985) für multiple nichtparametrische Tests, von REMMERS (1984) und REMMERS, SCHULZ UND LEHMACHER (1987) für FRIEDMAN-Tests und von SHAFFER (1986) für den Vergleich von K Mittelwerten vorgeschlagen.

5.e. Variante der HOLM-Prozedur (Folgeanalyse)

Bei der allgemeinen HOLM-Prozedur und bei der Modifikation der HOLM-Prozedur tritt die erste Schranke α/N nur deshalb auf, weil die Global-Nullhypothese H_0 mit einem BONFERRONI-Test getestet werden muß. Ersetzt man diesen durch einen für H_0 je nach Fragestellung spezifischen Test, gelangt man zu einer Prozedur, die oft noch trennschärfer ist:

<u>Schema der Variante der HOLM-Prozedur</u>

1. Man testet die Global-Hypothese H_0 mit einem spezifischen (multivariaten) Test zum Niveau α. Ist dieser nicht kritisch (signifikant), stoppt die Prozedur und keine Hypothese wird verworfen; ist er kritisch, so lehnt man H_0 ab und fährt mit einer <u>Folgeanalyse</u> der Elementar-Hypothesen fort:

2. Wie bei der Modifikation der HOLM-Prozedur aus 5.d testet man sequentiell alle Elementar-Hypothesen mit den Schranken der Modifikation der HOLM-Prozedur. Man schwächt dabei zusätzlich die 1. Schranke $\alpha_1 = \alpha/N$ ab durch die 2. Schranke $\alpha_2 = \alpha/r_2$ der modifizierten HOLM-Prozedur.

<u>Bemerkung</u>: Der spezifische Test für die Global-Hypothese H_0 wird im

allgemeinen nicht-konservativ sein; dies bedingt, daß die Variante der HOLM-Prozedur oft eine weitere Verbesserung gegenüber der Modifikation bringt. Die Kombination des multivariaten Tests für die Global-Hypothese H_o und (nach Verwerfung von H_o) einer anschließenden Folgeanalyse der Elementar-Hypothese mit verbesserten HOLM-Schranken bietet sowohl eine statistisch effiziente als auch eine rechentechnisch praktikable Analyse. Deshalb kann die Variante der HOLM-Prozedur bzw. Folgeanalyse bei den meisten in dieser Arbeit behandelten Verfahren als Methode der Wahl empfohlen werden.

Beispiel: Vergleich dreier Mittelwerte

Man testet zunächst die Global-Hypothese zum Niveau α beispielsweise mit einem F-Test. Falls dieser signifikant ist, testet man die Elementar-Hypothesen mit den variierten HOLM-Schranken $\underline{\alpha}$, $\underline{\alpha}$, α. Hierbei ergibt sich gerade die LSD-Prozedur von FISHER, die beim Vergleich von nur 3 Mittelwerten ihr multiples Niveau α einhält.

Literaturhinweise: Solche Varianten der HOLM-Prozedur wurden von PERLI (1985) und HOMMEL, LEHMACHER und PERLI (1985) für Kontingenztafelanalysen, HOMMEL (1985) für nichtparametrische Verfahren, REMMERS (1984) und REMMERS, SCHULZ UND LEHMACHER (1987) für FRIEDMAN-Tests und von SHAFFER (1986) für den Vergleich von K Mittelwerten vorgeschlagen.

5.f. Adaptive HOLM-Prozeduren

Bei der Modifikation der HOLM-Prozedur wurde davon ausgegangen, daß, – wenn n Elementar-Hypothesen falsch sind –, von den verbleibenden N-n Elementar-Hypothesen im ungünstigsten Falle maximal r_{n+1} noch richtig sein können und als (n+1)-te Schranke wurde $\alpha_{n+1} = \alpha/r_{n+1}$ festgelegt. In konkreten Fällen kann es aber vorkommen, daß nach Ablehnen bestimmter Elementar-Hypothesen $H_{(1)}, \ldots, H_{(n)}$ maximal r'_{n+1} Elementar-Hypothesen wahr sein können. In Abhängigkeit der tatsächlich abgelehnten Hypothesen kann r'_{n+1} echt kleiner sein als r_{n+1}. Somit ergeben sich folgende adaptive oder dynamische Holm-Prozeduren:

Schema der adaptiven Modifikation der HOLM-Prozedur:

Wie bei der Modifikation der HOLM-Prozedur aus 5.d. testet man sequentiell die Elementar-Hypothesen, jedoch berechnet man nach jedem Schritt in Abhängigkeit der bereits abgelehnten Hypothesen

$H_{(1)}, \ldots, H_{(n)}$ die Anzahl r'_{n+1} der dann noch maximal richtigen Elementar-Hypothesen und arbeitet beim nächsten Schritt mit den <u>adaptierten</u> Schranken $\alpha_{n+1} = \alpha / r'_{n+1}$.

<u>Schema der adaptiven Variante der HOLM-Prozedur</u>:

Wie bei der Variante der HOLM-Prozedur aus 5.e. testet man zunächst die Global-Hypothese H_0 und dann mit einer Folgeanalyse sequentiell die Elementar-Hypothesen, wobei man die adaptierten Schranken verwendet.

<u>Literaturhinweis</u>: Adaptive HOLM-Prozeduren wurden von SHAFFER (1986) vorgeschlagen.

5.g. Mehrstufige adaptive HOLM-Prozedur

Die adaptive Variante der HOLM-Prozedur hat immer noch den Nachteil, daß nach nur einem multivariaten Test für die Global-Hypothese H_0 sofort sequentiell alle N Elementar-Hypothesen getestet werden müssen. Es liegt somit nahe, eine Stufe multivariater Tests dazwischen zu schalten, damit vorher einige besonders wichtige Schnitt-Hypothesen getestet werden können. Man legt dazu a priori L Schnitt-Hypothesen $H_{j1}, \ldots, H_{j1}, \ldots, H_{jL}$ fest, deren Schnitt die Global-Hypothese ergibt.

<u>Schema der mehrstufigen adaptiven Variante der HOLM-Prozedur</u>

1. Man testet wie bei der adaptiven Variante der HOLM-Prozedur zunächst die Global-Hypothese H_0 mit einem spezifischen (multivariaten) Test zum Niveau α .

2. Man testet die L Schnitt-Hypothesen $H_{j1}, \ldots, H_{j1}, \ldots, H_{jL}$, deren Schnitt die Global-Hypothese ergeben muß, mit L adaptierten Schranken analog der adaptiven Variante der HOLM-Prozedur.

3. Dann verbleiben in Abhängigkeit von den abgelehnten Schnitt-Hypothesen maximal N' Elementar-Hypothesen übrig, die noch abgelehnt werden können. Mit den Elementar-Hypothesen führt man wieder eine Variante der HOLM-Prozedur durch unter Verwendung der N' ersten adaptierten Schranken.

<u>Diskussion</u>: Das Prinzip des Abschluß-Tests ermöglicht also die Konstruktion von Test-Prozeduren zum multiplem Niveau α. Als eine spezielle Anwendung eines modifizierten Abschluß-Tests ergibt sich die Prozedur von HOLM (1979), die eine Verbesserung der bekannten BONFERRONI-Methode darstellt. Die Modifikation der HOLM-Prozedur ermöglicht es, problem-spezifische Abschwächungen der HOLM-Schranken herzuleiten und führt somit zu weiteren Verbesserungen der allgemeinen HOLM-Prozedur. Bei der Variante der HOLM-Prozedur ersetzt man den 1. Test der allgemeinen oder modifizierten HOLM-Prozedur, der auf der adjustierten Schranke α/N beruht, durch einen spezifischen, meist nicht-konservativen multivariaten Test für die Global-Hypothese und fährt dann mit einer Folgeanalyse über univariate Tests für die N Elementar-Hypothesen fort; damit ergibt sich meist eine zusätzliche Verbesserung. Bei den adaptiven HOLM-Prozeduren ergeben sich weitere Verbesserungen, indem die Schranken in Abhängigkeit der tatsächlich abgelehnten Hypothesen festgelegt werden können.

Der Vorteil der HOLM-Prozeduren besteht darin, daß bei ihrer Anwendung maximal (N+1) Tests durchgeführt zu werden brauchen, während bei anderen Abschluß-Test-Prozeduren bis zu 2^N-1 Tests erforderlich sein können. Bei redundanten (nicht-vollständigen) Hypothesen-Systemen sind die Verbesserungen, die durch Anwendung der Modifikation bzw. der Variante der HOLM-Prozedur erreichbar sind, oft sehr bedeutsam. Deshalb werden diese Test-Prozeduren bei den meisten in dieser Arbeit beschriebenen Verfahrens-Ansätzen explizit beschrieben. Da diese Prozeduren keine Schwierigkeiten bei der praktischen Anwendung bereiten, kann dem Anwender stets empfohlen werden, sich dieser neuen Prozeduren zu bedienen; dies gilt besonders für die Folgeanalyse (Variante der HOLM-Prozedur).

Zu fehlen scheinen derzeit noch sequentielle und gruppensequentielle multiple Test-Prozeduren; vgl. auch KÖPCKE (1984).

6. SCHLUSSFOLGERUNGEN

In diesem Kapitel soll diskutiert werden, inwieweit die in dieser Arbeit zusammengestellten und hergeleiteten Verfahren Lösungsbeiträge zu
den im Kapitel 1 aufgeworfenen methodischen Problemen (1) bis (7) bei
der Analyse von zwei Stichproben von Verlaufskurven und Crossover-
Plänen liefern:

<u>Vergleich zweier Stichproben von Verlaufskurven</u>

(1) Die Vielzahl der einzelnen Verfahren kann unter einem methodischen
    Dach gesehen werden: Aus einem multivariaten Ansatz, bei dem jede
    Verlaufskurve als multivariate Beobachtung angesehen wird, werden
    parametrische und nichtparametrische sowie multivariate und simul-
    tane univariate Verfahren hergeleitet. Die Unterschiede zwischen
    den Verfahren bestehen dann nur noch darin, daß unterschiedliche
    Informationen aus den Verlaufskurven ausgenützt werden. Der auf
    WISHART (1938) zurückgehende Vorschlag, pro Verlaufskurve bestimm-
    te Kenngrößen zu extrahieren und diese dann mit üblichen 2-Stich-
    proben-Tests zu vergleichen, kann ebenfalls in diesen Ansatz ein-
    bezogen werden.

(2) Ein breites Spektrum zum Teil hier weiterentwickelter oder neu
    vorgeschlagener nichtparametrischer Verfahren steht inzwischen zur
    Verfügung, deren Anwendung durch die aufgezeigten Zusammenhänge
    mit den parametrischen Verfahren auch keinerlei rechentechnische
    Schwierigkeiten bereitet. Dies sollte - in Abhängigkeit der vor-
    liegenden Datenqualität und der jeweiligen Fragestellung - in der
    Forschungspraxis verstärkt ausgenutzt werden.

(3) Es konnte gezeigt werden, daß zu allen relevanten Testansätzen
    multivariate und simultane univariate Versionen existieren bzw.
    herleitbar sind.

(4) Es konnte hier gezeigt werden, daß eine Kombination der multivari-
    aten Tests zu einer Folgeanalyse mit den simultanen univariaten
    Tests über die Variante der HOLM-Prozedur möglich ist, die sowohl
    entscheidungstheoretisch korrekt als auch relativ effizient ist.

Somit konnten für die aufgezeigten Problemkreise Lösungen bzw. Verbesserungen erreicht werden. Angesichts des breiten und ausgebauten Ver-
fahrensspektrums ist bei praktischen Anwendungen nicht die Verfügbar-

keit eines adäquaten Verfahrens problematisch, sondern dessen Auswahl. Bei den meisten Studien wird sich zwar aufgrund der Dateneigenschaften und der medizinischen Fragestellung eine eindeutige Entscheidung für die Auswahl des Verfahrens ergeben; ist dies nicht der Fall, bedingt gerade die Fülle der Möglichkeiten etwa bei der Auswahl von Kurvencharakteristika und Klassifikationsverfahren große Unsicherheiten, die meistens dazu zwingen, Vorstudien sorgfältig zu analysieren. Entsprechende Hinweise zur praktischen Planung und Auswertung finden sich im Abschnitt 3.4.

<u>Crossover-Pläne</u>

Auch bei Crossover-Versuchen erweist sich der multivariate Ansatz gegenüber dem univariaten Ansatz des gemischten linearen Modells als überlegen, da er weniger starke Voraussetzungen benötigt und über Kontrastbildung zu Tests gelangt, die rechentechnisch einfacher durchzuführen sowie leichter zu interpretieren sind. Diese Methode kann unmittelbar auf nichtparametrische Tests und Tests für binäre Daten sowie auf Verlaufskurven mit T Zeitpunkten pro Periode übertragen werden.

(5) Der Beobachtungsdifferenzen-Test kann - auch im Falle eventuell vorhandener Residual-Unterschiede - sinnvoll interpretiert werden: Bei signifikantem Testergebnis darf auf Nicht-Äquivalenz der beiden Behandlungen geschlossen werden, die durch einen direkten positiven Behandlungs-Unterschied und bzw. oder durch einen indirekten negativen Residual-Unterschied (Entzugs-Effekt) bedingt sein kann. Diese korrekte Interpretation des Testergebnisses ist zwar bescheidener als der Schluß auf einen direkten Behandlungs-Unterschiedes, ist aber bei vielen medizinischen Fragestellungen - insbesondere bei Vorstudien bzw. bei der Fragestellung, ob überhaupt Wirkungsunterschiede bestehen - voll befriedigend.

(6) Eine neu vorgeschlagene multiple Teststrategie erlaubt die Zusammenfassung der relevanten Einzel-Tests, die entscheidungstheoretisch korrekt ist sowie größtmöglichen Informationsgewinn verspricht.

Durch die aufgezeigte Interpretation des Beobachtungsdifferenzen-Tests im allgemeinen Fall und der multiplen Teststrategie sind Einwände gegen Crossover-Versuche entkräftet worden; angesichts des möglichen Effizienzgewinns (beispielsweise bei Korrelationen von 0,5 Reduktion auf ein Viertel der Probanden) stellt der Crossover eine wichtige Alternative zum einfachen 2-Gruppen-Vergleich dar.

(7) Die Anwendung des multivariaten Ansatzes erlaubt auch die parametrische und nichtparametrische Auswertung von Verlaufskurven im Crossover-Plan. Dabei wird analog dem Basis-Crossover die korrekte Interpretation des Beobachtungsdifferenzen-Tests und eine multiple Testprozedur unter Berücksichtigung möglicher Residual-Unterschiede hergeleitet.

Somit konnten auch bei der Analyse von Crossover-Plänen für die aufgezeigten methodischen Probleme Lösungen erarbeitet werden. Außer für den Fall ordinaler, nicht-metrischer Daten stehen nun für alle praktisch relevanten Situationen geeignete Verfahren bereit. Für den Anwender liegen die Schwierigkeiten deshalb mehr in der Anlage des Versuchs (etwa Einbeziehung von Vorwerten) oder Auswahl relevanter Zeitpunkte und Kurvencharakteristika bei Verläufen. Besonders bei der Analyse von Verläufen im Crossover können die statistischen Verfahren wegen der Vielfalt der Einzelfragestellungen mit den üblicherweise verfügbaren Stichprobenumfängen keine befriedigenden Ergebnisse liefern, wenn der Versuch nicht aufgrund der sorgfältigen Analyse von Vorstudien adäquat geplant und ausgewertet wurde. Entsprechende Hinweise zur praktischen Planung und Auswertung finden sich im Abschnitt 4.3.

7. ZUSAMMENFASSUNG

Die vorliegende Arbeit befaßt sich mit der Darstellung und Weiterentwicklung statistischer Methoden für den Vergleich zweier Stichproben
von Verlaufskurven und der Analyse von Crossover-Plänen.

In Kapitel 1 werden die methodischen Probleme skizziert, zu denen
Lösungsbeiträge erarbeitet werden sollen.

In Kapitel 2 werden typische medizinische Beispiele und Fragestellungen
für zwei Stichproben von Verlaufskurven und für Crossover-Versuche
präsentiert. Es wird dann skizziert, wie deskriptive (graphische)
Methoden bereits viele dieser Fragen beantworten können.

In Kapitel 3 werden Verfahren zum Vergleich zweier Stichproben von
Verlaufskurven zusammengestellt. In Abschnitt 3.1 werden parametrische
Methoden beschrieben; dabei wird herausgestellt, daß der multivariate
Ansatz zu bevorzugen ist. In Abschnitt 3.2 werden nichtparametrische
Methoden beschrieben; einige der Verfahren werden ergänzt bzw. weiter-
entwickelt, z.B. eine multivariate Version des ANDERSON-KANNEMANN-
Tests oder ein weiteres Klassifikationsverfahren; das Aufzeigen des
Zusammenhangs mit bekannten parametrischen Verfahren erleichtert die
rechentechnische Realisierung mit Hilfe von Standard-Software. In
Abschnitt 3.3 werden Verfahren für qualitative Daten beschrieben.
Neben der Darstellung der aus der Literatur bekannten Ergebnisse wird
versucht, für alle Ansätze multivariate und simultane univariate Versionen anzugeben, diese mit Hilfe neuerer Ergebnisse des multiplen
Testens zu effizienten Testprozeduren zusammenzufassen sowie die Gemeinsamkeiten der verschiedenen Ansätze herauszuarbeiten, die sowohl
das Verständnis erleichtern als auch rechentechnische Hilfen bedeuten.
Abschließend werden Empfehlungen für die praktische Planung und Auswertung von Verlaufskurvenstudien zusammengestellt.

In Kapitel 4 wird die Analyse des Crossover-Plans dargestellt. Dabei
wird untersucht, welche Eigenschaften der Beobachtungsdifferenzen-Test
hat, wenn Residual-Unterschiede existieren, und wie seine Ergebnisse
korrekt zu interpretieren sind. Weiter wird eine Testprozedur neu entwickelt, die die verschiedenen Tests zu einer effizienten Auswertungs-
strategie zusammenfaßt, die das multiple Niveau α einhält. Durch die
hier aufgezeigte Interpretationsmöglichkeit des Beobachtungsdifferenzen-Tests und die neue Testprozedur kann ein Crossover-Versuch auch
bei vielen medizinischen Fragestellungen sinnvoll eingesetzt werden,

wo er bisher wegen möglicher Residual-Unterschiede vermieden wurde.
Ferner wird dieser Ansatz auf nichtparametrische Tests, auf Tests für
binäre Daten sowie auf Verfahren für Verlaufskurven im Crossover übertragen. Abschließend werden Empfehlungen für die praktische Planung
und Auswertung von Crossover-Studien zusammengestellt.

In Kapitel 5 werden die Grundlagen des multiplen Testens, die sich aus
der relativ neuen Theorie des Abschluß-Test-Prinzips ergeben, soweit
zusammengestellt, wie sie zur Herleitung der multiplen Testprozeduren
in den Kapiteln 3 und 4 benötigt werden.

Im Kapitel 6 werden Schlußfolgerungen aus den Methodenzusammenstellun-
gen und -entwicklungen gezogen: Beim Vergleich zweier Stichproben von
Verlaufskurven hat der multivariate Ansatz eine zentrale Bedeutung;
ein breites Spektrum auch nichtparametrischer Verfahren steht nun für
praktische Anwendungen zur Verfügung; bei allen Ansätzen kann der Anwender multivariate und simultane Versionen benutzen; die Kombination
der multivariaten Tests mit den univariaten als Folgeanalyse ist das
Verfahren der Wahl. Bei Crossover-Plänen eröffnet die Interpretationsmöglichkeit des Beobachtungsdifferenzen-Tests und die neue multiple
Testprozedur die Möglichkeit, den Crossover auch dann sinnvoll einzu-
setzen, wenn Residual-Effekte nicht ausgeschlossen werden können; dies
kann auch auf Verlaufskurven im Crossover-Plan übertragen werden.

LITERATUR

ABEYASEKERA, S. und CURNOW, R. N., 1984: The Desirability of Adjusting
     for Residual Effects in a Crossover Design. Biometrics 40, 1071-
     1078.

ANDERSON, R. L., 1959: Use of Contingency Tables in the Analysis of
     Consumer Preference Studies. Biometrics 15, 582-590.

ARMITAGE, P. und HILLS, M., 1982: The Two-Period Crossover Trial. Stat-
     istician 31, 119-131.

BARTOSZYK, G. D. und LIENERT, G. A., 1978: Konfigurationsanalytische
     Typisierung von Verlaufskurven. Zeitschrift für Experimentelle und
     Angewandte Psychologie 25, 1-9.

BHAPKAR, V. P. und PATTERSON, K. W., 1977: On Some Nonparametric Tests
     for Profile Analysis of Several Multivariate Samples. Journ. Mul-
     tiv. Analysis 7, 265-277.

BHAPKAR, V. P. und PATTERSON, K. W., 1978: A Monte Carlo Study of Some
     Multivariate Nonparametric Statistics for Profile Analysis of Sev-
     eral Samples. J. Statist. Comput. Simul. 6, 223-237.

BIERSCHENK, B. und LIENERT, G. A., 1977: Simple Methods for Clustering
     Profiles and Learning Curves. Didakometry 56, School of Education,
     Malmö, Schweden.

BOX, G. E. P., 1950: Problems in the Analysis of Growth and Wear Cur-
     ves. Biometrics 6, 362-389.

BOX, G. E. P., 1954a: Some Theorems on Quadratic Forms Applied in the
     Study of Analysis of Variance Problems, I. Effect of Inequality of
     Variance in the One-Way Classification. Ann. Math. Statist. 25,
     290-302.

BOX, G. E. P., 1954b: Some Theorems on Quadratic Forms Applied in the
     Study of Analysis of Variance Problems, II. Effects of Inequality
     of Variance and of Correlations between Errors in the Two-Way Clas-
     sification. Ann. Math. Statist. 25, 484-498.

BROWN, B. W., 1980: The Crossover Experiment for Clinical Trials. Bio-
     metrics 36, 69-79.

BRUNNER, E., 1974: Ein nichtparametrisches Verfahren zur Profilanalyse.
     Vortrag auf der Tagung "Biomathematik und Medizinische Statistik",
     Oberwolfach.

BUCK, W., 1975: Paardifferenzen-U-Test - Ein Verteilungsfreier Wir-
     kungsvergleichs zweier Behandlungen. Arzneim.-Forsch. (Drug Res.)
     25, 825-827.

CASTELLANA, J. V. und PATEL, H. I., 1985: Analysis of Two-Period Cross-
    over Design in a Multicenter Clinical Trial. Biometrics 41, 969-
    977.

CHASSAN, J. B., 1964: On the Analysis of Simple Cross-Overs with Un-
    equal Numbers of Replicates. Biometrics 20, 206-208.

CHASSAN, J. B., 1970: A Note on Relative Efficiency in Clinical Trials.
    J. Clinical Pharmacol. 10, 359-360.

DIETLEIN, G., 1981: Schematic plots - Eine Alternative zur Darstellung
    von mittleren Verlaufskurven. Statistical Software Newsletter 7,
    100-103.

DUNSMORE, I. R., 1981: Growth Curves in Two-Period Change Over Models.
    Appl. Statist. 30, 223-229.

FAREWELL, V. T., 1985: Some Remarks on the Analysis of Crossover Trials
    with a Binary Response. Appl. Statist. 34, 121-128.

FERGUSON, G. A., 1965: Nonparametric Trend Analysis. McGill University
    Press, Montreal.

FERNER, U., 1981: Einige theoretische Gesichtspunkte zur statistischen
    Analyse von Daten aus gerontopsychologischen Untersuchungen. In:
    OSWALD, W. D. und FLEISCHMANN, U. M. (Hrsg.): Experimentelle Geron-
    topsychologie. Beltz, Weinheim.

FIDLER, V., 1984: Change-Over Clinical Trial with Binary Data: Mixed-
    Model-Based Comparison of Tests. Biometrics 40, 1063-1070.

FLEISS, J. L., WALLENSTEIN, S. und ROSENFELD, R., 1985: Adjusting for
    Baseline Measurements in the Two-Period Crossover Study: A Caution-
    ary Note. Controlled Clinical Trials 6, 192-197.

FRIEDMAN, M., 1937: The Use of Ranks to Avoid the Assumption of Normal-
    ity Implicit in the Analysis of Variance. Journ. Amer. Statist.
    Assoc. 32, 675-701.

GART, J. J., 1969: An Exact Test for Comparing Matched Proportions in
    Crossover Designs. Biometrika 56, 75-80.

GEISSER, S., 1980: Growth Curve Analysis. In: KRISHNAIAH, P. R.
    (Hrsg.): Handbood of Statistics, Bd. 1. North-Holland, Amsterdam.

GEISSER, S. und GREENHOUSE, S. W., 1958: An Extension of Box's Result
    in the Use of the F Distribution in Multivariate Analysis. Annals
    Math. Statist. 29, 885-891.

GOLDSTEIN, H., 1979: The Design and Analysis of Longitudinal Studies.
    Academic Press, London.

GOSH, M., GRIZZLE, J. E. und SEN, P. K., 1973: Nonparametric Methods in
    Longitudinal Studies. Journ. Amer. Statist. Assoc. 68, 29-36.

GREENHOUSE, S. W. und GEISSER, S., 1959: On Methods in the Analysis of
    Profile Data. Psychometrika 24, 95-112.

GRIEVE, A. P., 1982: The Two-Period Changeover Design in Clinical Trials. Biometrics 38, 517.

GRIEVE, A. P., 1984: Tests of Sphericity of Normal Distributions and the Analysis of Repeated Measures Designs. Psychometrika 49, 257-267.

GRIEVE, A. P., 1985: A Bayesian Analysis of the Two-Period Crossover-Design for Clinical Trials. Biometrics 41, 979-990.

GRIZZLE, J. E., 1965: The Two-Period Change-Over Design and its Use in Clinical Trials. Biometrics 21, 467-480.

GRIZZLE, J. E., 1974: Corrections. Biometrics 30, 727.

GRIZZLE, J. E. und ALLEN, D. M., 1969: Analysis of Growth and Dose Response Curves. Biometrics 25, 357-381.

GRIZZLE, J. E., STARMER, C. F. und KOCH, G. G., 1969: Analysis of Categorical Data by Linear Models. Biometrics 25, 489-504.

GUTHRIE, D., 1981: Analysis of Dichotomous Variables in Repeated Measures Experiments. Psychol. Bull. 90, 189-195.

HARRIS, P., 1984: An Alternative Test for Multisample Sphericity. Psychometrika 49, 273-275.

HAUX, R., 1985: Analysis of Profiles Based on Ordinal Classification Functions and Rank Tests. Biom. J. 27, 607-622.

HAUX, R., IMMICH, H., SCHUMACHER, M., 1987: Statistical Analysis of a Clinical Trial in Orthostatic Hypotension - a Nonparametric Approach. Meth. Inform. Med. 26, 47-52.

HECKER, H., 1986: Identification and Interpretation of Effects in Two-Period Crossover Designs. EDV in Med. und Biol. 17, 60-66.

HILLS, M. und ARMITAGE, P., 1979: The Two-Period Cross-Over Clinical Trial. Br. J. Clin. Pharmac. 8, 7-20.

HÖLZEL, D., 1980: Bearbeitung von Verlaufsdaten in der Medizin. Erkenntnistheoretische, datentechnische und statistische Probleme. Habilitationsschrift, Medizinische Fakultät der Universität, München.

HOLM, S., 1979: A Simple Sequentially Rejective Multiple Test Procedure. Scand. J. Statist. 6, 65-70.

HOMMEL, G., 1985: Multiple Vergleiche mittels Rangtests - Alle Paarvergleiche. In: PFLUG, G. (Hrsg.): Neuere Verfahren der Nichtparametrischen Statistik. Springer, Heidelberg.

HOMMEL, G., 1986a: Grundlagen multipler Testprozeduren. In: ADAM, J. und HAERTING, J. (Hrsg.): Biomathematische Beiträge. Kongreßberichte 1986/8 der Martin-Luther-Universität Halle-Wittenberg, Halle.

HOMMEL, G., 1986b: Multiple Test Procedures for Arbitrary Dependence Structures. Metrika 33, 321-336.

HOMMEL, G., LEHMACHER, W. und PERLI, H.-G., 1985: Residuenanalysen des Unabhängigkeitsmodells zweier kategorialer Variablen. In: JESDINSKY, H. J. und TRAMPISCH, H. J. (Hrsg.): Prognose- und Entscheidungsfindung in der Medizin. 30. Jahrestagung der GMDS, Düsseldorf, 1985. Springer, Heidelberg.

HORBACH, L., 1974: Verlaufsbeurteilung beim therapeutischen Vergleich. Arzneim.-Forsch. (Drug Res.) 24, 1001-1004.

HORBACH, L., 1978: Statistische Analysen von Verlaufsbeobachtungen. In: LANGE, H.-J., MICHAELIS, J. und ÜBERLA, K. (Hrsg.): 15 Jahre Medizinische Statistik und Dokumentation. Springer, Heidelberg.

HUITSON, A., POLONIECKI, J., HEWS, R. und BARKER, N., 1982: A Review of Cross-over Trials. The Statistician 31, 71-80.

HUYNH, H., 1978: Some Approximate Tests for Repeated Measurement Designs. Psychometrika 43, 161-175.

HUYNH, H. und FELDT, L. S., 1970: Conditions under Which Mean Square Ratios in Repeated Measurements Designs have Exact F-Distributions. Journ. Amer. Statist. Assoc. 65, 1582-1589.

HUYNH, H. und FELDT, L. S., 1976: Estimation of the Box Correction for Degrees of Freedom from Sample Data in Randomized Block and Split-Plot Designs. J. Educat. Statist. 1, 69-82.

HUYNH, H. und FELDT, L. S., 1980: Performance of Traditional F Tests in Repeated Measures Designs under Covariance Heterogeneity. Commun. Statist.-Theor. Meth. A9, 61-74.

IMMICH, H. und SONNEMANN, E., 1974: Which Statistical Models Can be Used in Practice for the Comparison of Curves over a Few Time-dependent Measure Points? Biométrie-Praximétrie 14, 43-52.

KANNEMANN, K., 1976: An Incidence Test for k Related Samples. Biom. Z. 18, 3-11.

KOCH, G. G., 1969: Some Aspects of the Statistical Analysis of "Split Plot" Experiments in Completely Randomized Layouts. Journ. Amer. Statist. Assoc. 64, 485-505.

KOCH, G. G., 1970: The Use of Non-Parametric Methods in the Statistical Analysis of a Complex Split Plot Experiment. Biometrics 26, 105-128.

KOCH, G. G., 1972: The Use of Non-Parametric Methods in the Statistical Analysis of the Two-Period Change-Over Design. Biometrics 28, 577-584.

KOCH, G. G., AMARA, I. A., STOKES, M. E. und GILLINGS, D. B., 1980: Some Views on Parametric and Non-Parametric Analysis for Repeated Measurements and Selected Bibliography. Intern. Statist. Rev. 48, 249-265.

KOCH, G. G., GITOMER, S. L., SKALLAND, L. und STOKES, M. E., 1983: Some Non-Parametric and Categorical Data Analyses for a Change-Over Design Study and Discussion of Apparent Carry-Over Effects. Statistics in Medicine 2, 397-412.

KOCH, G. G., LANDIS, J. R., FREEMAN, J. L., FREEMAN, D. H. und LEHNEN, R. G., 1977: A General Methodology for the Analysis of Experiments with Repeated Measurement of Categorical Data. Biometrics 33, 133-158.

KÖPCKE, W., 1984: Zwischenauswertungen und vorzeitiger Abbruch von Therapiestudien. Springer, Heidelberg.

KOLLER, S., 1955: Statistische Auswertung der Versuchsergebnisse. In: HOPPE-SEYLER und THIERFELDER (Hrsg.): Handbuch der physiologischen und pathologisch-chemischen Analyse II, 2, 931-1036. Springer, Heidelberg.

KOZIOL, J. A. und MAXWELL, D. A., 1982: A Distribution-Free Test for Paired Growth Curve Analyses with Application to an Animal Tumour Immunotherapy Experiment. Statistics in Medicine 1, 83-89.

KOZIOL, J. A., MAXWELL, D. A., FUKUSHIMA, M., COLMERAUER, M. E. M. und PILCH, Y. H., 1981: A Distribution-Free Test for Tumor Growth Curve Analyses with Application to an Animal Tumor Immunotherapy Experiment. Biometrics 37, 383-390.

KRAUTH, J., 1973: Nichtparametrische Ansätze zur Auswertung von Verlaufskurven. Biom. Z. 15, 557-566.

KRAUTH, J., 1980: Nonparametric Analysis of Response Curves. Journal of Neuroscience Methods 2, 239-252.

KRAUTH, J. und LIENERT, G. A., 1978: Nonparametric Two-Sample Comparison of Learning Curves Based on Orthogonal Polynomials. Psychol. Res. 40, 159-171.

KRÜGER, H.-P. und BUCHTA, H., 1980: Nichtparametrischer Vergleich von Testprofilen und Verlaufskurven bei unabhängigen Stichproben. Psychol. Beiträge 22, 581-591.

KRÜGER, H.-P., LEHMACHER, W. und WALL, K.-D., 1981: The Fourfold Table/ Die Vierfeldertafel. Fischer, Stuttgart.

KRÜGER, H.-P. und RAUSCHE, A., 1980: Die Prüfung von Verlaufskurven auf das Vorliegen von Trends über die exakte Verteilung von Spearmans S^2. In: SCHULZ, W. und HAUTZINGER, M. (Hrsg.): Klinische Psychologie und Psychotherapie, Bd. 2. Kongreßbericht Berlin 1980. DGVT/GwG, Tübingen/Köln.

KÜCHENHOFF, H. und LEHMACHER, W., 1983: Extended Tables of the Distribution of the Anderson-Kannemann Statistic. GSF-Bericht MD660, Neuherberg bei München.

KÜCHENHOFF, H. und LEHMACHER, W., 1985: The Exact Distribution of the Anderson-Kannemann Statistic. Biom. J. 27, 707-717.

LASKA, E., MEISNER, M. und KUSHNER, H. B., 1983: Optimal Crossover Designs in the Presence of Carryover Effects. Biometrics 39, 1087-1091.

LAYARD, M. W. und ARVESEN, J. N., 1978: Analysis of Poisson Data in Crossover Experimental Designs. Biometrics 34, 421-428.

LEHMACHER, W., 1979: A New Nonparametric Approach to the Comparison of K Independent Samples of Response Curves II: A K Sample Generalization of the FRIEDMAN Test. Biom. J. 21, 123-130.

LEHMACHER, W., 1980a: Tests for Profile Analysis of Paired Curves Based on FRIEDMAN Ranking Methods. Biom. J. 22, 141-152.

LEHMACHER, W., 1980b: Simultaneous Sign Tests for Marginal Homogeneity of Square Contingency Tables. Biom. J. 22, 795-798.

LEHMACHER, W., 1981a: Nichtparametrischer Vergleich zweier Scharen von Verlaufskurven. In: HORBACH, L. und DUHME, C. (Hrsg.): Nachsorge und Krankheitsverlaufsanalyse. 25. GMDS-Jahrestagung, Erlangen, 1980. Springer, Heidelberg.

LEHMACHER, W., 1981b: Übersicht über die nichtparametrische Analyse einer Stichprobe von Verlaufskurven. In: VICTOR, N., DUDECK, J. und BROSZIO, E. D. (Hrsg.): Therapiestudien. 26. GMDS-Jahrestagung, Gießen, 1981. Springer, Heidelberg.

LEHMACHER, W., 1982: Nichtparametische Auswertung von Crossover-Versuchen. Unveröffentliches Manuskript eines Vortrags vor der Basler Biometrischen Sektion.

LEHMACHER, W. und EIMEREN, W. VAN, 1986: Zur statistischen Bewertung der Ergebnisse von Bioverfügbarkeitsstudien. Therapiewoche 36, 413-420.

LEHMACHER, W. und LIENERT, G. A., 1980: Nichtparametrischer Vergleich von Testprofilen und Verlaufskurven vor und nach einer Behandlung. Psychol. Beiträge 22, 432-448.

LEHMACHER, W., SUND, M., FILIPIAK, B. und LIENERT, G. A., 1982: A Nonparametric Approach to the Analysis of the Two-Period Crossover Design with Repeated Measures. Abstracts of contributed papers, XIth International Biometric Conference at Toulouse.

LEHMACHER, W. und WALL, K.-D., 1978: A New Nonparametric Approach to the Comparison of K Independent Samples of Response Curves. Biom. J. 20, 261-273.

LEHMANN, E. L., 1975: Nonparametrics. Statistical Methods Based on Ranks. Holden-Day, San Francisco.

LIENERT, G. A., 1973: Verteilungsfreie Methoden in der Biostatistik, Bd. 1. Hain, Meisenheim.

LIENERT, G. A., 1978: Verteilungsfreie Methoden in der Biostatistik, Bd. 2. Hain, Meisenheim.

MARASCUILO, L. A. und McSWEENEY, M., 1967: Nonparametric Post Hoc Comparisons for Trend. Psychol. Bull. 67, 401-412.

MARASCUILO, L. A. und SERLIN, R., 1977: Interaction for Dichotomous Variables in Repeated Measures Designs. Psychol. Bull. 84, 1002-1007.

MARCUS, R., PERITZ, E. und GABRIEL, K. R., 1976: On Closed Testing Procedures with Special Reference to Ordered Analysis of Variance. Biometrika 63, 655-660.

MAURER, W., 1983: Die Messung von Veränderungen mittels Beurteilungsskalen bei Medikamentenprüfungen. Unveröffentlichtes Manuskript eines Vortrags auf dem Seminar der Region Österreich-Schweiz der Internationalen Biometrischen Gesellschaft. Basel, 26.-30. Sept. 1983.

MENDOZA, J. L., TOOTHAKER, L. E. und CRAIN, B. R., 1976: Necessary and Sufficient Conditions for F Ratios in the LxJxK Factorial Design with Two Repeated Factors. Journ. Amer. Statist. Assoc. 71, 992-993.

METZLER, P. und NICKEL, B., 1986: Zeitreihen- und Verlaufsanalysen. Hirzel, Leipzig.

MILLER, R. G., 1966: Simultaneous Statistical Inference. McGraw-Hill, New York.

MOREADITH, C. W., SOLLECITO, W. A. und KOCH, G. G., 1986: Analysis of Crossover Studies with Multiple Baseline Measurements. Unveröffentlichtes Manuskript.

MORRISON, D. F., 1976: Multivariate Statistical Methods. 2. Aufl. McGraw-Hill, New York.

NGUYEN-HOANG, De, 1985: Multiple Tests für den parametrischen Vergleich von zwei multivariaten Stichproben. Diplomarbeit, Fachbereich Medizinische Informatik, Universität Heidelberg/Fachhochschule Heilbronn.

PATEL, H. I., 1983: Use of Basline Measurements in the Two-Period Crossover Design. Commun. Statist.-Theor. Meth. 12, 2693-2712.

PATEL, H. I. und HEARNE, E. M., 1980: Multivariate Analysis for the Two-Period Repeated Measures Crossover Design with Application to Clinical Trials. Commun. Statist.-Theor. Meth. A9, 1919-1929.

PERLI, H.-G., 1985: Testverfahren in der Konfigurationsfrequenzanalyse bei multinomialem Versuchsschema. Diplomarbeit, Mainz Erlanger Reihe der Medizinischen Statistik und Informationsverarbeitung, Bd. 5. Palm und Enke, Erlangen.

PERLI, H.-G., HOMMEL, G. und LEHMACHER, W., 1985: Sequentially Rejective Test Procedures for Detecting Outlying Cells in One- and Two-Sample Multinomial Experiments. Biom. J. 27, 885-893.

PERLI, H.-G., HOMMEL, G., LEHMACHER, W., 1987: Test Procedures in Configural Frequency Analysis (CFA) Controlling the Local and Multiple Level. Biom. J. 29, 255-267.

PITMAN, E. J. G., 1938: Significance Tests which may be Applied to Samples from Any Populations. III. The Analysis of Variance Test. Biometrika 29, 322-335.

POLONIECKI, J. und DANIEL, D., 1981: Further Analysis of the Hills and Armitage Enuresis Data. The Statistician 30, 225-229.

POLONIECKI, J. D. und PEARCE, A. C., 1983: Interaction in the Two-Way Crossover Trial. Biometrics 39, 798.

PRESCOTT, R. J., 1981: The Comparison of Success Rates in Crossover Trials in the Presence of an Order Effect. Appl. Statist. 30, 9-15.

PRESTELE, H., GAUS, W. und HORBACH, L., 1979: A Procedure for Comparing Groups of Time-Dependent Measurements. Meth. Inform. Med. 18, 84-88.

PURI, M. L. und SEN, P. K., 1971: Nonparametric Methods in Multivariate Analysis. Wiley, New York.

PYHEL, N., 1980: Distribution-free r-Sample Tests for the Hypothesis of Parallelism of Response Profiles. Biom. J. 22, 703-714.

RAHLFS, V. W. und BEDALL, F. K., 1971: Die Analyse zeitabhängiger Daten in der biomedizinischen Forschung. Int. J. Clin. Pharmacol. 5, 96-109.

REMMERS, A., 1984: Multiple nichtparametrische Tests in randomisierten Blöcken für K=3 Behandlungen. Diplomarbeit, Fachbereich Medizinische Informatik, Universität Heidelberg/Fachhochschule Heilbronn.

REMMERS, A., SCHULZ, K. und LEHMACHER, W., 1987: Simulationsergebnisse zu multiplen Friedman-Verfahren bei K=3 Behandlungen. Eingereicht zur Veröffentlichung

ROBSON, D. S., 1959: A Simple Method for Constructing Orthogonal Polynomials when the Independent Variable is Unequally Spaced. Biometrics 15, 187-191.

ROGAN, J. C., KESELMAN, H. J. und MENDOZA, J. L., 1979: Analysis of Repeated Measurements. Brit. J. Math. Statist. Psychology 32, 269-286.

SCHACH, S., 1976: The Asymptotic Distribution of the Test Statistic of the Incidence Test Proposed by Kannemann - A Correction. Biom. Z. 18, 505-508.

SCHACH, S., 1979: An Alternative to the Friedman test with Certain Optimality Properties. Ann. of Statist. 7, 537-550.

SCHACH, S., 1982: An Elementary Method for the Statistical Analysis of
    Growth Curves. Metrika 29, 271-282.

SCHNEIDER, B., 1983: Crossover Designs and Repeated Measurements.
    Neuropsychobiology 10, 49-55.

SHAFFER, J. P., 1986: Modified Sequentially Rejective Multiple Test
    Procedures. Journ. Amer. Statist. Assoc. 81, 826-831.

SONNEMANN, E., 1976: Zur Problematik der vergleichenden Auswertung
    zeitlicher Verlaufsreihen - Nichtparametrische Ansätze. In: KOLLER,
    S. und BERGER, J. (Hrsg.): Klinisch-statistische Forschung. 19.
    GMDS-Jahrestagung, Mainz, 1974. Schattauer, Stuttgart.

SONNEMANN, E., 1982: Allgemeine Lösungen multipler Testprobleme. EDV in
    Medizin und Biologie 13, 120-128.

STEGIE, R., 1976: Der Paardifferenzen-W-Test zur Wirkungsbeurteilung
    klinischer Behandlungen in paarigen Stichproben. Arzneim.-Forsch.
    (Drug Res.) 26, 1708-1709.

TAULBEE, J. D., 1982: A Note on the Use of Nonparametric Methods in the
    Statistical Analysis of the Two-Period Change Over Design.
    Biometrics 38, 1053-1055.

TIMM, N. H., 1980: Multivariate Analysis of Variance of Repeated Meas-
    urements. In: KRISHNAIAH, P. R. (Hrsg.): Handbook of Statistics,
    Bd. 1. North-Holland, Amsterdam.

ÜBERLA, K., 1968: Modelluntersuchungen über die Verwendbarkeit der Va-
    rianzanalyse auf Zeit-Wirkungsverläufe. Arzneimittelforschung 18,
    71-77.

VICTOR, N., LEHMACHER, W. und van EIMEREN, W. (Hrsg.), 1980: Explorati-
    ve Datenanalyse. Proceedings der Frühjahrstagung der GMDS in Mün-
    chen, 1980. Springer, Heidelberg.

WALL, K.-D., 1977: Statistical Methods to Study WILDER's Law of Initial
    Values. Biom. J. 19, 613-625.

WALLENSTEIN, S. und FISHER, A. C., 1977: The Analysis of the Two-Period
    Repeated Measurements Crossover Design with Application to Clinical
    Trials. Biometrics 33, 261-269.

WILLAN, A. R. und PATER, J. L., 1986: Carryover and the Two-Period
    Crossover Clinical Trial. Biometrics 42, 593-599.

WISHART, J., 1938: Growth-Rate Determinations in Nutrition Studies with
    the Bacon Pig, and their Analysis. Biometrika 30, 16-28.

WILLMES, K., 1982: A Comparison between the Lehmacher Wall Rank Tests
    and Pyhel's Permutation Test for the Analysis of r Independent Sam-
    ples of Response Curves. Biom. J. 24, 717-722.

WILLMES, K. und PYHEL, N., 1981: Permutationstests als Alternative zur
    Varianzanalyse - Der Split-Plot Versuchsplan. Zeitschrift für So-
    zialpsychologie 12, 186-198.

WINER, B. J., 1971: Statistical Principles in Experimental Design. 2. Aufl. McGraw-Hill, New York.

WOLFRUM, C., 1980: Zur Clusteranalyse von Verlaufskurven. Psychol. Beiträge 22, 574-580.

WOLFRUM, C. und LEHMACHER, W., 1987: Die Analyse von Präferenzentscheidungen bei Rangreihen aus ein oder zwei Gruppen von Beurteilern. Unveröffentlichtes Manuskript.

WOOLSON, R. F. und LEEPER, J. D., 1980: Growth Curve Analysis of Complete and Incomplete Longitudinal Data. Commun. Statist.-Theor. Meth. A9, 1491-1513.

ZERBE, G. O., 1979: Randomization Analysis of the Completely Randomized Design Extended to Growth and Response Curves. Journ. Amer. Statist. Assoc. 74, 215-221.

ZERBE, G. O. und MURPHY, J. R., 1986: On Multiple Comparisons in the Randomization Analysis of Growth and Response Curves. Biometrics 42, 795-804.

ZERBE, G. O. und WALKER, S. H., 1979: A Randomization Test for Comparison of Groups of Growth Curves with Different Polynomial Design Matrices. Biometrics 33, 653-657.

ZIMMERMANN, H. und RAHLFS, V. W., 1978: Testing Hypotheses in the Two-Period Change-over with Binary Data. Biom. J. 20, 133-141.

ZIMMERMANN, H. und RAHLFS, V. W., 1980: Model Building and Testing for the Change-over Design. Biom. J. 22, 197-210.

Medizinische Informatik und Statistik

Band 1: Medizinische Informatik 1975. Frühjahrstagung des Fachbereiches Informatik der GMDS. Herausgegeben von P. L. Reichertz. VII, 277 Seiten. 1976.

Band 2: Alternativen medizinischer Datenverarbeitung. Fachtagung München-Großhadern 1976. Herausgegeben von H. K. Selbmann, K. Überla und R. Greiller. VI, 175 Seiten. 1976.

Band 3: Informatics and Medecine. An Advanced Course. Edited by P. L. Reichertz and G. Goos. VIII, 712 pages. 1977.

Band 4: Klartextverarbeitung. Frühjahrstagung, Gießen, 1977. Herausgegeben von F. Wingert. V, 161 Seiten. 1978.

Band 5: N. Wermuth, Zusammenhangsanalysen Medizinischer Daten. XII, 115 Seiten. 1978.

Band 6: U. Ranft, Zur Mechanik und Regelung des Herzkreislaufsystems. Ein digitales Simulationsmodell. XV, 192 Seiten. 1978.

Band 7: Langzeitstudien über Nebenwirkungen Kontrazeption – Stand und Planung. Symposium der Studiengruppe „Nebenwirkungen oraler Kontrazeptiva – Entwicklungsphase", München 1977. Herausgegeben von U. Kellhammer. VI, 254 Seiten. 1978.

Band 8: Simulationsmethoden in der Medizin und Biologie. Workshop, Hannover, 1977. Herausgegeben von B. Schneider und U. Ranft. XI, 496 Seiten. 1978.

Band 9: 15 Jahre Medizinische Statistik und Dokumentation. Herausgegeben von H.-J. Lange, J. Michaelis und K. Überla. VI, 205 Seiten. 1978.

Band 10: Perspektiven der Gesundheitssystemforschung. Frühjahrstagung, Wuppertal, 1978. Herausgegeben von W. van Eimeren. V, 171 Seiten. 1978.

Band 11: U. Feldmann, Wachstumskinetik. Mathematische Modelle und Methoden zur Analyse altersabhängiger populationskinetischer Prozesse. VIII, 137 Seiten. 1979.

Band 12: Juristische Probleme der Datenverarbeitung in der Medizin. GMDS/GRVI Datenschutz-Workshop 1979. Herausgegeben von W. Kilian und A. J. Porth. VIII, 167 Seiten. 1979.

Band 13: S. Biefang, W. Köpcke und M. A. Schreiber, Manual für die Planung und Durchführung von Therapiestudien. IV, 92 Seiten. 1979.

Band 14: Datenpräsentation. Frühjahrstagung, Heidelberg 1909. Herausgegeben von J. R. Möhr und C. O. Köhler. XVI, 318 Seiten. 1979.

Band 15: Probleme einer systematischen Früherkennung. 6. Frühjahrstagung, Heidelberg 1979. Herausgegeben von W. van Eimeren und A. Neiß. VI, 176 Seiten. 1979.

Band 16: Informationsverarbeitung in der Medizin - Wege und Irrwege -. Herausgegeben von C. Th. Ehlers und R. Klar. XI, 796 Seiten. 1979.

Band 17: Biometrie – heute und morgen. Interregionales Biometrisches Kolloquium 1980. Herausgegeben von W. Köpcke und K. Überla. X, 369 Seiten. 1980.

Band 18: R.-J. Fischer, Automatische Schreibfehlerkorrektur in Texten. Anwendung auf ein medizinisches Lexikon. X, 89 Seiten. 1980.

Band 19: H. J. Rath, Peristaltische Strömungen. VIII, 119 Seiten. 1980.

Band 20: Robuste Verfahren. 25. Biometrisches Kolloquium der Deutschen Region der Internationalen Biometrischen Gesellschaft, Bad Nauheim, März 1979. Herausgegeben von H. Nowak und R. Zentgraf. V, 121 Seiten. 1980.

Band 21: Betriebsärztliche Informationssysteme. Frühjahrstagung, München, 1980. Herausgegeben von J. R. Möhr und C. O. Köhler. (vergriffen)

Band 22: Modelle in der Medizin. Theorie und Praxis. Herausgegeben von H.-J. Jesdinsky und V. Weidtman. XIX, 786 Seiten. 1980.

Band 23: Th. Kriedel, Effizienzanalysen von Gesundheitsprojekten. Diskussion und Anwendung auf Epilepsieambulanzen. XI, 287 Seiten. 1980.

Band 24: G. K. Wolf, Klinische Forschung mittels verteilungsunabhängiger Methoden. X, 141 Seiten. 1980.

Band 25: Ausbildung in Medizinischer Dokumentation, Statistik und Datenverarbeitung. Herausgegeben von W. Gaus. X, 122 Seiten. 1981.

Band 26: Explorative Datenanalyse. Frühjahrstagung, München, 1980. Herausgegeben von N. Victor, W. Lehmacher und W. van Eimeren. V, 211 Seiten. 1980.

Band 27: Systeme und Signalverarbeitung in der Nuklearmedizin. Frühjahrstagung, München, März 1980. Proceedings. Herausgegeben von S. J. Pöppl und D. P. Pretschner. IX, 317 Seiten. 1981.

Band 28: Nachsorge und Krankheitsverlaufsanalyse. 25. Jahrestagung der GMDS, Erlangen, September 1980. Herausgegeben von L. Horbach und C. Duhme. XII, 697 Seiten. 1981.

Band 29: Datenquellen für Sozialmedizin und Epidemiologie. Herausgegeben von R. Brennecke, E. Greiser, H. A. Paul und E. Schach. VIII, 277 Seiten. 1981.

Band 30: D. Möller, Ein geschlossenes nichtlineares Modell zur Simulation des Kurzzeitverhaltens des Kreislaufsystems und seine Anwendung zur Identifikation. XV, 225 Seiten. 1981.

Band 31: Qualitätssicherung in der Medizin. Probleme und Lösungsansätze. GMDS-Frühjahrstagung, Tübingen 1981. Herausgegeben von H. K. Selbmann, F. W. Schwartz und W. van Eimeren. VII, 199 Seiten. 1981.

Band 32: Otto Richter, Mathematische Modelle für die klinische Forschung: enzymatische und pharmakokinetische Prozesse. IX, 196 Seiten, 1981.

Band 33: Therapiestudien. 26. Jahrestagung der GMDS, Gießen, September 1981. Herausgegeben von N. Victor, J. Dudeck und E. P. Broszio. VII, 600 Seiten. 1981.

Band 34: C.E.M.Dietrich, P.Walleitner, Warteschlangen–Theorie und Gesundheitswesen. VIII, 96 Seiten. 1982.

Band 35: H.-J. Seelos, Prinzipien des Projektmanagements im Gesundheitswesen. V, 143 Seiten. 1982.

Band 36: C.O. Köhler, Ziele, Aufgaben, Realisation eines Krankenhausinformationssystems. II, (1-8), 216 Seiten. 1982.

Band 37: Bernd Page, Methoden der Modellbildung in der Gesundheitssystemforschung. X, 378 Seiten. 1982.

Band 38: Arztgeheimnis–Datenbanken–Datenschutz. Arbeitstagung, Bad Homburg, 1982. Herausgegeben von P. L. Reichertz und W. Kilian. VIII, 224 Seiten. 1982.

Band 39: Ausbildung in der Medizinischen Informatik. Proceedings, 1982. Herausgegeben von P. L. Reichertz und P. Koeppe. VIII, 248 Seiten. 1982.

Band 40: Methoden der Statistik und Informatik in Epidemiologie und Diagnostik. Proceedings, 1982. Herausgegeben von J. Berger und K. H. Höhne. XI, 451 Seiten. 1983.

Band 41: G. Heinrich, Bildverarbeitung von Computer-Tomogrammen zur Unterstützung der neuroradiologischen Diagnostik. VIII, 203 Seiten. 1983.

Band 42: K. Boehnke, Der Einfluß verschiedener Stichprobencharakteristika auf die Effizienz der parametrischen und nichtparametrischen Varianzanalyse. II, 6, 173 Seiten. 1983.

Band 43: W. Rehpenning, Multivariate Datenbeurteilung. IX, 89 Seiten. 1983.

Band 44: B. Camphausen, Auswirkungen demographischer Prozesse auf die Berufe und die Kosten im Gesundheitswesen. XII, 292 Seiten. 1983.

Band 45: W. Lordieck, P. L. Reichertz, Die EDV in den Krankenhäusern der Bundesrepublik Deutschland. XV, 190 Seiten. 1983.

Band 46: K. Heidenberger, Strategische Analyse der sekundären Hypertonieprävention. VII, 274 Seiten. 1983.

Band 47: H.-J. Seelos, Computerunterstützte Screeninganamese. IX, 221 Seiten. 1983.

Band 48: H. E. Wichmann, Regulationsmodelle und ihre Anwendung auf die Blutbildung. XVIII, 303 Seiten. 1984.

Band 49: D. Hölzel, G. Schubert-Fritschle, Ch. Thieme, Klinikübergreifende Tumorverlaufsdokumentation. XI, 269 Seiten. 1984.

Band 50: Der Beitrag der Informationsverarbeitung zum Fortschritt der Medizin. 28. Jahrestagung der GMDS, Heidelberg, September 1983. Herausgegeben von C. O. Köhler, P. Tautu und G. Wagner. XI, 668 Seiten. 1984.

Band 51: L. Gutjahr, G. Ferber, Neurographische Normalwerte. XI, 322 Seiten. 1984.

Band 52: Systemanalyse biologischer Prozesse, 1. Ebernburger Gespräch. Herausgegeben von D. P. F. Möller. IX, 226 Seiten. 1984.

Band 53: W. Köpcke, Zwischenauswertungen und vorzeitiger Abbruch von Therapiestudien. V, 197 Seiten. 1984.

Band 54: W. Grothe, Ein Informationssystem für die Geburtshilfe, VIII, 240 Seiten. 1984.

Band 55: K. Vanselow, D. Proppe, Grundlagen der quantitativen Röntgen-Bildauswertung. VII, 280 Seiten. 1984.

Band 56: Strukturen und Prozesse – Neue Ansätze in der Biometrie. Proceedings, 1982. Herausgegeben von R. Repges und Th. Tolxdorff. V, 138 Seiten. 1984.

Band 57: H. Ackermann, Mehrdimensionale nichtparametrische Normbereiche. VI, 128 Seiten. 1984.

Band 58: Krankendaten, Krankheitsregister, Datenschutz. 29. Jahrestagung der GMDS, Frankfurt, Oktober 1984. Herausgegeben von K. Abt, W. Giere und B. Leiber. VI, 566 Seiten. 1985.

Band 59: WAMIS Wiener Allgemeines Medizinisches Informations-System. Herausgegeben von G. Grabner. X, 367 Seiten. 1985.

Band 60: Neuere Verfahren der nichtparametrischen Statistik. Proceedings, 1985. Herausgegeben von G. Ch. Pflug. V, 129 Seiten. 1985.

Band 61: Von Gesundheitsstatistiken zu Gesundheitsinformation. Herausgegeben von E. Schach. XIV, 300 Seiten. 1985.

Band 62: Prognose– und Entscheidungsfindung in der Medizin. Proceedings, 1985. Herausgegeben von H. J. Jesdinsky und H. J. Trampisch. VIII, 524 Seiten. 1985.

Band 63: H. J. Trampisch, Zuordnungsprobleme in der Medizin: Anwendung des Lokationsmodells. VIII, 121 Seiten. 1986.

Band 64: Perspektiven der Informationsverarbeitung in der Medizin. Kritische Synopse der Nutzung der Informatik in der Medizin. Proceedings. Herausgegeben von C. Th. Ehlers und H. Beland. XIV, 529 Seiten. 1986.

Band 65: Methodische Aspekte in der Umweltepidemiologie. Proceedings. Herausgegeben von H.-E. Wichmann. VIII, 160 Seiten. 1986.

Band 66: Th. Tolxdorff, Ein neues Software–System (RAMSES) zur Verarbeitung NMR–spektroskopischer Daten in der bildgebenden medizinischen Diagnostik. V, 141 Seiten. 1987.

Band 67: W. Lehmacher, Verlaufskurven und Crossover. IV, 176 Seiten. 1987.